中医各科必背方剂100首

第 2 版

主　编　蔡春江　李　莉　王彦芝

副主编　张　萃　张　闪

编　者　（按姓氏笔画排序）

王月琳　王文星　王彦芝　王　颖

田雪瑞　玄洪峰　刘　超　苏雅慧

李　坤　李　昕　李　莉　李钰慧

李鑫鑫　张　闪　张　萃　曹瑞雪

梁　燕　蔡春江　蔡朝军　樊筑锦

U0199969

科学出版社

北京

内 容 简 介

　　本书根据国家中医药管理局对中医类别医师必须掌握的基础常用方剂编写而成，包括妇科、儿科、脾胃病科、重症医学科等25个临床科室531首方剂。全书按照各个方剂的首个英文字母进行排序，这样有利于读者全面掌握各科常用方剂。同时把各科室必背方剂放在本书最后供读者查阅。每则方剂按组成、功用、主治、方歌编排，部分方剂附有"趣记"。本方剂手册适合各级各类中医医疗机构中医类别医师（中西医结合医师）日常学习使用，实用性强，是中医师案头、枕边、口袋中非常重要的参考书。

图书在版编目(CIP)数据

中医各科必背方剂100首 / 蔡春江，李莉，王彦芝主编.
—2版. —北京：科学出版社，2017.5
　ISBN 978-7-03-052635-9

　Ⅰ. ①中… Ⅱ. ①蔡… ②李… ③王… Ⅲ. ①方剂–汇编
Ⅳ. ①R289.2

　　中国版本图书馆 CIP 数据核字(2017)第 091512 号

责任编辑：王灵芳 / 责任校对：何艳萍
责任印制：赵 博 / 封面设计：龙 岩

科学出版社 出版

北京东黄城根北街 16 号
邮政编码：100717
http://www.sciencep.com

三河市骏杰印刷有限公司印刷

科学出版社发行　各地新华书店经销

*

2015 年 2 月第　一　版　　人民军医出版社出版
2017 年 5 月第　二　版　　开本：787×960　1/32
2025 年 3 月第十四次印刷　印张：6 1/8
字数：222 000

定价：19.80 元
（如有印装质量问题，我社负责调换）

再 版 前 言

　　方剂学是中医"理、法、方、药"的重要组成部分，是历代中医学家临床经验的总结。中医的方剂和配伍体现了"方从法立，以法统方"的原则。方剂由中药组成，但同一药物在不同方剂中可能有不同的功效，体现出"药有个性之专长，方有合群之妙用"。古代方剂学经过"千锤百炼"，方达到"调百药齐，和之所宜"，是中医学宝贵遗产及历代医家思想的精华，应着力挖掘与传承。

　　《隋书·经籍志》云："医方者，所以除疾疢保性命之术者也。"所以熟练掌握相关方剂是中医治疗疾病的重要工具之一，也是广大中医工作者应当必须具备的重要基本功之一。掌握一定数量的方剂，不仅可以拓展我们治疗疾病的思路，也是测试各科中医师业务水平的重要指标之一。

　　基于以上原因，我们于2014年出版了《中医各科必背方剂100首》一书，受到广大读者的一致好评，同时也提出了一些建设性意见：第一版是按照科室为序进行排版，虽便于各科方剂的查找，但却不利于读者掌握全文。因此，本次修订我们对这种编写格式进行了改版，改为按照各个方剂的首个英文字母进行排序，这样有利于读者进行全文掌握。同时把各科室常用方剂作为附录放在本书的最后，便于不同科室的中医师进行查阅。

　　最后，我们还进行了古籍和文献的翻阅，对已经出版书籍进行全面修订，纠正书中的个别错误，力求方剂与原方出处统一，尽量做到尽善尽美。

希望本书能为广大读者，尤其是各级中医院校师生、各级中医师及中医爱好者提供一定参考和借鉴，也希望为提高广大读者的中医水平做出一定的贡献。同时也希望广大读者多提宝贵意见和建议，并对可能存在的纰漏之处多多批评指正。

编　者
2016 年 6 月

第 1 版前言

国务院 2009 年 4 月 21 日发布了《国务院关于扶持和促进中医药事业发展的若干意见》[国发（2009）26 号]，提出进一步扶持和促进中医药事业发展，要求推进中医药继承与创新、加强中医药人才队伍建设、繁荣发展中医药文化、完善中医药事业发展保障措施等，是指导当前中医药工作的纲领性文件。

2010 年 9 月 18 日，国家中医药管理局关于印发《中医医院妇科建设与管理等 11 个科室指南（试行）》的通知，2011 年 9 月 14 日，国家中医药管理局关于印发《中医医院肺病科等 10 个科室建设与管理指南（试行）》的通知，2012 年 2 月 16 日，国家中医药管理局关于印发《中医医院肝病科等 5 个科室建设与管理等指南（试行）》的通知，要求每个科室建设与管理指南均附有科室常用中药方剂目录，60～120 首不等。这些通知是对中医医院各临床专科建设的指令性文件。2011 年 12 月 28 日国家中医药管理局关于印发《中医医院（含中西医结合医院、民族医医院）中医类别医师定期考核内容》的通知 [国中医药办医政发（2011）53 号] 明确要求，中医类别医师业务水平测试基础知识常用方剂参见"中医医院各临床科室建设与管理指南"。其中妇科方剂 100 首、儿科 100 首、皮肤科 100 首、眼科 100 首、耳鼻咽喉科 60 首、肿瘤科 100 首、骨伤科 120 首、肛肠科 100 首、针灸科 100 首、推拿科 80 首、肺病科 100 首、脾胃病科 100 首、脑病科 100 首、心血管病科

100首、血液病科100首、肾病科100首、内分泌科113首、风湿病科100首、老年病科100首、神志病科80首、肝病科100首、外科100首、感染性疾病科100首、康复科100首、重症医学科（含急诊科）100首。除去各科重复方剂，总计531首，每首方剂按组成、功用、主治、方歌编排，大部分方剂附有"趣记"，使一册在手，常用方剂不用愁。为查找方便，书后附常用方剂目录。

　　本方剂手册适合各级各类中医医疗机构中医类别医师（含中西医结合医师）日常学习使用，方剂囊括临床各科，实用性强，是中医师案头、枕边、口袋中非常难得的重要方剂参考书。本方剂手册也是二级、三级中医医院达标考核、考试、三级训练、医院评级、联查必备方剂手册。

编　者

2014年4月16日

目　录

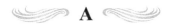

A

1. 阿胶鸡子黄汤《通俗伤寒论》

【趣记】洛神离草地，鸡鸣白狗叫（注解：络神蛎草地，鸡明白钩胶）。

【组成】陈阿胶、生白芍、石决明、双钩藤、大生地黄、炙甘草、生牡蛎、络石藤、茯神、鸡子黄。

【功用】滋阴养血，柔肝息风。

【主治】邪热久羁，阴血不足，虚风内动。筋脉拘急，手足瘛疭，心烦不寐，或头目眩晕，舌绛少苔，脉细数。

2. 艾附暖宫丸《沈氏尊生书》

【趣记】吴齐川地当副官，爱断要案（注解：吴芪川地当附官，艾断药-）。

【组成】艾叶、当归、香附、吴茱萸、川芎、白芍、黄芪、续断、生地黄、肉桂。

【功用】理气补血，暖宫调经。

【主治】用于血虚气滞、下焦虚寒所致的月经不调、痛经，症见行经后错、经量少、有血块、小腹疼痛、经行小腹冷痛喜热、腰膝酸痛。

【方歌】艾附暖宫四物配，吴萸续断芪肉桂；
　　　　温经养血暖宫寒，止血调经腹痛退。

3. 安宫牛黄丸《温病条辨》

【趣记】雄兵勤练射犀牛，只欲珍珠金箔衣（注解：雄冰芩连麝犀牛，栀郁珍朱金箔衣）。

【组成】牛黄、郁金、犀角（代）、黄芩、黄连、朱砂、冰片、麝香、珍珠、栀子、雄黄、金箔衣。

【功用】清热解毒，开窍心神。

【主治】邪热内陷心包证。高热烦躁，神昏谵语，舌謇肢厥，舌红或绛，脉数有力。亦治中风昏迷，小儿惊厥属邪热内闭者。

【方歌】安宫牛黄犀麝君，连芩栀子冰郁金；
　　　　雄朱珍珠金箔蜜，解毒清开能醒神。

4. 安神定志丸《医学心悟》

【**趣记**】长沙人神龙领旨（注解：菖砂人神龙苓志）。

【**组成**】远志、石菖蒲、茯神、茯苓、朱砂、龙齿、人参。

【**功用**】镇惊定志、养心安神。

【**主治**】适用于治疗心悸、怔忡（病人自觉心中悸动、惊惕不安，甚则不能自主）、失眠、烦躁、惊狂等病证。

【**方歌**】安神定志参菖蒲，二茯远志加龙齿；

朱砂为丸和蜜制，专治心怯神恍惚。

B

1. 八宝丹《疡医大全》

【组成】珍珠、牛黄、象皮、琥珀、煅龙骨、轻粉、冰片、煅炉甘石。

【功用】生肌敛疮。

【主治】一切溃疡，脓腐已净而须收口者，阴证阳证都可用。

【方歌】八宝珍珠牛黄入，琥珀象皮煅龙骨；

再加木鳖治跌打，接骨散瘀效非同。

轻粉冰片炉甘石，生肌敛疮骨伤主。

2. 八厘散《医宗金鉴》

【组成】苏木、自然铜、乳香、没药、血竭、麝香、红花、丁香、马钱子。

【功用】散瘀定痛，接骨续伤。

【主治】跌打损伤，骨折疼痛，昏闷不语，血瘀气滞者。

【方歌】八厘苏木半两铜，乳没血竭与丁红；

再加木鳖治跌打，接骨散瘀效非同。

3. 八仙逍遥散《医宗金鉴》

【组成】防风、荆芥、川芎、甘草、当归、苍术、牡丹皮、苦参、黄柏、川椒。

【功用】祛风胜湿，活络舒筋。

【主治】软组织损伤后瘀肿疼痛，或风寒湿邪侵注，筋骨酸痛。

【方歌】八仙逍遥纳荆防，当归川芎甘草帮；

苍术川椒牡丹皮，苦参黄柏效用强。

4. 八珍汤《正体类要》

【趣记】四君子汤＋四物汤。

【组成】当归、川芎、白芍、熟地黄、人参、白术、茯苓、甘草。

【功用】补益气血。

【主治】气血两虚。面色苍白或萎黄，头晕眼花，四肢倦怠，气短懒言，心悸怔忡，食欲减退，舌淡，苔薄白，脉细虚。

【方歌】四君四物八珍汤，气血双补是名方；

再加黄芪与肉桂，十全大补效更强。

5. 八正散《太平惠民和剂局方》

【趣记】大木车滑边渠，只能干瞪眼（注解：大木车滑萹瞿，栀–甘灯–）。

【组成】木通、滑石、车前子、瞿麦、萹蓄、栀子、大黄、灯心草、甘草。

【功用】清热泻火，利水通淋。

【主治】湿热下注。热淋，血淋，小便浑赤，溺时涩痛，淋漓不畅，甚或癃闭不通，小腹急满，口燥咽干，舌苔黄腻，脉滑数。

【方歌】八正木通与车前，萹蓄大黄栀滑研；

　　　　草梢瞿麦灯心草，湿热诸淋宜服煎。

6. 白虎加桂枝汤《金匮要略》

【趣记】白虎汤＋桂枝。

【组成】石膏、知母、甘草、粳米、桂枝。

【功用】清热，通络，和营卫。

【主治】温疟者，其脉如平，身无寒但热，骨节疼烦，时呕，以及风湿热痹，症见壮热，气粗烦躁，关节肿痛，口渴苔白，脉弦数，白虎加桂枝汤主之。

【方歌】白虎加桂治温疟，清热通络和营卫。

7. 白虎加人参汤《伤寒论》

【趣记】白虎汤＋人参。

【组成】石膏、知母、甘草、粳米、人参。

【功用】清热、益气、生津。

【主治】气分热盛，气阴两伤证。汗、吐、下后，里热炽盛，而见四大症者；白虎汤证见有背微恶寒，或饮不解渴，或脉浮大而芤，以及暑热病见有身大热属气津两伤者。

【方歌】白虎膏知甘草粳，加入人参气津生。

8. 白虎汤《伤寒论》

【趣记】师母炒米（注解：石母草米）。

【组成】石膏、知母、甘草、粳米。

【功用】清热生津。

【主治】气分热盛证。壮热面赤，烦渴引饮，汗出恶热，脉洪大有力。

【方歌】石知米草白虎汤，清热生津是名方；

阳明气分热盛证，热渴汗脉四大详。

9. 白降丹《医宗金鉴》

【组成】朱砂、雄黄、水银、硼砂、火硝、食盐、白矾、皂矾。

【功用】腐蚀、平胬。

【主治】治痈疽发背，一切疔毒。

【方歌】医宗金鉴白降丹，朱砂雄黄白皂矾；
　　　　水银硼砂火硝入，腐蚀平胬食盐添。

10. 白头翁汤《伤寒论》

【趣记】白头翁汤秦连柏。

【组成】白头翁、黄柏、黄连、秦皮。

【功用】清热解毒，凉血止痢。

【主治】热痢。腹痛，里急后重，肛门灼热，泻下脓血，赤多白少，渴欲饮水，舌红苔黄，脉弦数。

【方歌】白头翁汤治热痢，黄连黄柏秦皮备；
　　　　上方加草与阿胶，产后虚痢称良剂。

11. 百合地黄汤《金匮要略》

【组成】百合、生地黄。

【功用】养心润肺，滋阴清热。

【主治】心肺阴虚内热证。百合病，不经吐、下、发汗，病形如初者，百合地黄汤主之。

【方歌】金匮百合地黄汤，心肺阴虚用之良。

12. 百合固金汤《医方集解》

【趣记】弟弟卖草药，百元皆归母（注解：地地麦草药，百元桔归母）。

【组成】熟地黄、生地黄、当归身、白芍、甘草、桔梗、玄参、贝母、麦冬、百合。

【功用】滋养肺肾，止咳化痰。

【主治】肺肾阴亏，虚火上炎证。咳嗽气喘，痰中带血，咽喉燥痛，头晕目眩，午后潮热，舌红少苔，脉细数。

【方歌】百合固金二地黄，玄参贝母桔甘藏；
　　　　麦冬芍药当归配，喘咳痰血肺家伤。

13. 柏子养心丸《体仁汇编》

【组成】柏子仁、枸杞子、麦冬、当归、石菖蒲、茯神、玄参、熟地黄、甘草。

【功用】养心安神，滋阴补肾。

【主治】阴血亏虚，心肾失调证。精神恍惚，惊悸怔忡，夜寐多梦，健忘盗汗，舌红少苔，脉细而数。

【方歌】柏子养心杞麦归，菖神玄地草功魁。

　　　　滋阴补肾安心神，阴虚血亏此方最。

14. 败毒散《摄生众妙方》

【趣记】独身生活更幸福，何止钱财少（注解：独参–活梗芎茯，荷枳前柴草）。

【组成】柴胡、前胡、川芎、枳壳、羌活、独活、茯苓、桔梗、人参、甘草、荷叶。

【功用】散寒祛湿，益气解表。

【主治】气虚，外感风寒湿表证。憎寒壮热，头项强痛，肢体酸痛，无汗，鼻塞声重，咳嗽有痰，胸膈痞满，舌淡苔白，脉浮而按之无力。

【方歌】人参败毒草茯芎，羌独柴前枳桔共；

　　　　薄荷少许姜三片，气虚感寒有奇功。

15. 半夏白术天麻汤《医学心悟》

【趣记】生术橘甘，枣茯半天。

【组成】半夏、白术、天麻、茯苓、橘红、甘草、大枣、生姜。

【功用】燥湿化痰，平肝息风。

【主治】风痰上扰。眩晕头痛，胸闷呕恶，舌苔白腻，脉弦滑等。

【方歌】半夏白术天麻汤，苓草橘红枣生姜；

　　　　眩晕头痛风痰盛，痰化风熄复正常。

16. 半夏厚朴汤《金匮要略》

【趣记】苏苓厚半生。

【组成】半夏、厚朴、茯苓、生姜、紫苏叶。

【功用】行气散结，降逆化痰。

【主治】梅核气。咽中如有物阻，咯吐不出，吞咽不下，胸胁满闷，或咳或呕等。

【方歌】半夏厚朴与紫苏，茯苓生姜共煎服；

　　　　痰凝气聚成梅核，降逆开郁气自舒。

17. 半夏泻心汤《伤寒论》

【趣记】半夏泻心，三人连芩。

【组成】半夏、黄芩、干姜、人参、甘草、黄连、大枣。

【功用】和胃降逆，开结除痞。

【主治】胃气不和。心下痞满不痛，干呕或呕吐，肠鸣下利，舌苔薄黄而腻，脉弦数。

【方歌】半夏泻心配连芩，干姜枣草人参行；

　　　　辛苦甘温消虚痞，治在调阳与和阴。

18. 保和丸《丹溪心法》

【趣记】神山翘茯半萝卜陈皮。

【组成】山楂、神曲、半夏、茯苓、陈皮、连翘、莱菔子。

【功用】消食和胃。

【主治】一切食积。脘腹痞满胀痛，嗳腐吞酸，恶食呕逆，或大便溏泻，舌苔厚腻，脉滑。

【方歌】保和神曲与山楂，陈翘莱菔苓半夏；

　　　　消食化滞和胃气，煎服亦可加麦芽。

19. 保阴煎《景岳全书》

【组成】生地黄、熟地黄、芍药、山药、川续断、黄芩、黄柏、生甘草。

【功用】凉血止血，滋阴清热。

【主治】治男妇带浊遗淋，色赤带血，脉滑多热，便血不止，及血崩血淋，或经期太早，凡一切阴虚内热动血等证。

【方歌】保阴二地芍芩柏，山药续断生甘草；

　　　　凉血止血兼清热，男妇带浊遗淋蠲。

20. 保元汤《博爱心鉴》《外科正宗》

【趣记】参芪草桂。

【组成】黄芪、人参、炙甘草、肉桂。

【功用】益气温阳。

【主治】虚损劳怯，元气不足证。倦怠乏力，少气畏寒；以及小儿痘疮，阳虚顶陷，不能发起灌浆者。

【方歌】保元汤方性甘温，桂草参芪四味存；

　　　　男女虚劳幼科痘，补肺益脾显奇勋。

21. 贝母瓜蒌散《医学心悟》

【趣记】陈母拎蒌接花粉（注解：陈母苓蒌桔花粉）。

【组成】陈橘红、贝母、茯苓、瓜蒌、桔梗、天花粉。

【功用】润肺清热，理气化痰。

【主治】燥痰咳嗽。咳嗽呛急，咳痰不爽，涩而难出，咽喉干燥哽痛，苔白而干。

【方歌】贝母瓜蒌花粉研，橘红桔梗茯苓添；
　　　　呛咳咽干痰难出，润燥化痰病自安。

22. 萆薢分清饮《丹溪心法》

【趣记】巫医比唱（注解：乌益草菖）。

【组成】乌药、益智仁、川萆薢、石菖蒲。

【功用】温肾利湿，分清化浊。

【主治】下焦虚寒之膏淋、白浊。小便频数，浑浊不清，白如米泔，凝如膏糊。舌淡苔白，脉沉。

【方歌】丹溪萆薢分清饮，益智菖蒲乌药成；
　　　　下焦虚寒得温利，分清化浊效如神。

23. 萆薢化毒汤《疡科心得集》

【趣记】萆薢化毒挂牛皮，当即交易。

【组成】萆薢、当归尾、牡丹皮、牛膝、防己、木瓜、薏苡仁、秦艽。

【功用】清热利湿。

【主治】湿热痈疡，气血实者。

【方歌】萆薢化毒归丹膝，木瓜苡仁秦艽己；
　　　　湿热痈疡气血实，清热利湿效果奇。

24. 萆薢渗湿汤《疡科心得集》

【组成】萆薢、薏苡仁、黄柏、赤茯苓、牡丹皮、泽泻、滑石、通草。

【功用】清热利湿，解毒活血。

【主治】湿热下注之臁疮。

【方歌】萆薢渗湿湿作怪，赤苓薏米水汽败；
　　　　丹皮滑石川黄柏，泽泻通草渗透快。

25. 碧玉散《伤寒直格》

【组成】滑石、甘草、青黛。

【功用】清解暑热。

【主治】暑湿证兼有肝胆郁热证。目赤咽痛，或口舌生疮。

【方歌】碧玉滑石青黛草，清暑利湿是名方；

身热烦渴暑湿证，小便不利泄泻康。

26. 鳖甲煎丸《金匮要略》

【趣记】别家骄郎紫峰行，桃仁贵妇牡丹亭，半夏秦君笑卖扇，浙江后人围药湖［注解：鳖甲胶螂紫蜂–，桃仁桂妇牡丹葶，半夏芩军（大黄）硝麦扇，䗪姜厚人韦药胡］。

【组成】鳖甲、乌扇、黄芩、阿胶、蜣螂、紫葳、蜂窠、桃仁、桂枝、鼠妇、牡丹皮、葶苈、半夏、大黄、赤硝、瞿麦、䗪虫、干姜、厚朴、人参、石韦、芍药、柴胡。

【功用】行气活血，祛瘀化痰，软坚消癥。

【主治】疟母、癥瘕。疟疾日久不愈，胁下痞硬成块，结成疟母；以及癥瘕结于胁下，推之不移，腹中疼痛，肌肉消瘦，饮食减少，时有寒热，女子月经闭止等。

【方歌】鳖甲煎丸疟母方，䗪虫鼠妇及蜣螂；

蜂窠石韦人参射，桂朴紫葳丹芍姜；

瞿麦柴芩胶半夏，桃仁葶苈和硝黄；

疟缠日久胁下硬，癥消积化保安康。

27. 拨云退翳散《银海精微》

【组成】楮实子、薄荷、川芎、黄连、菊花、蝉蜕、瓜蒌根、蔓荆子、密蒙花、蛇蜕、荆芥穗、香白芷、木贼、防风、甘草。

【功用】拨云退翳。

【主治】治眼引子于后：气障，木香汤下。眼常昏暗，菊花汤下。眼睛无神懒视，当归汤下。妇人血晕，当归汤下。虚弱之人，十全大补汤下。

【方歌】拨云退翳楮实薄，芎连瓜蒌菊蝉贼；

蔓荆密蒙与蛇蜕，荆芥防风芷草随。

28. 补肺阿胶汤《小儿药证直诀》

【趣记】阿娇赶牛马，卖杏卖米（注解：阿胶甘牛马，–杏–米）。

【组成】阿胶、牛蒡子、甘草、马兜铃、杏仁、糯米。

【功用】养阴补肺，清热止血。

【主治】小儿肺阴虚兼有热证。咳嗽气喘，咽喉干燥，喉中有声，或痰中带血，舌红少苔，脉细数。

【方歌】补肺阿胶马兜铃，鼠粘甘草杏糯呈；

肺虚火盛人当服，顺气生津嗽哽宁。

29. 补肝散《秘传眼科龙木论》

【趣记】五人细辛传副本冒充（五人细辛川茯本-芜）。

【组成】人参、茯苓、五味子、川芎、藁本、芜蔚子、细辛。

【功用】补肝、泄热、明目。

【主治】心脏伏毒，热气壅在膈中。初患之时，微有头痛目眩，眼系常急，夜卧涩痛，泪出难开，时时如针刺，外障相似。

【方歌】秘传眼科补肝散，人参五味加茯苓；

芎藁芜蔚与细辛，补肝明目效可亲。

30. 补筋丸《医宗金鉴》

【组成】五加皮、蛇床子、沉香、丁香、川牛膝、白云苓、白莲蕊、肉苁蓉、菟丝子、当归、熟地黄、牡丹皮、宣木瓜、怀山药、人参、广木香。

【功用】补筋、活血、化瘀。

【主治】专治跌仆踒闪，筋翻筋挛，筋胀筋粗，筋聚骨错，血脉壅滞，瘀肿青紫疼痛等证。

【方歌】补筋五加蛇床膝，沉丁莲苓苁归丝；

丹地瓜参木香药，补筋活血化瘀能。

31. 补肾地黄丸《眼科百问》

【组成】熟地黄、山药、山茱萸、泽泻、茯苓、牡丹皮、薄荷、天冬、苦茗、地骨皮、枸杞子、白蒺藜。

【功用】滋阴泻火明目。

【主治】相火大动而致五心烦热而目昏，脉沉大无力。

【方歌】百问补肾地黄丸，六味地黄冬茗薄；

地骨枸杞白蒺藜，滋阴泻火兼明目。

32. 补肾活血汤《伤科大成》

【组成】杜仲、枸杞子、补骨脂、菟丝子、归尾、熟地黄、山茱萸、独活、肉苁蓉、红花。

【功用】活血止痛。

【主治】肾受外伤，两耳立聋，额黑，面浮白光，常如哭状，肿如弓形。

B

【方歌】补肾活血仲枸杞，破故归地菟丝黄；

独活苁蓉红花备，活血止痛补肾聚。

33. 补肾明目丸《银海精微》

【组成】羚羊角（代）、生地黄、肉苁蓉、枸杞子、防风、草决明、楮实子、干菊花、羌活、当归、羊子肝。

【功用】滋补肝肾，养血明目。

【主治】治肝肾血虚，视物不明，诸眼愈后少神光。

【方歌】补肾明目羊角地，苁蓉枸杞防风菊；

决明楮实肝羌归，肾虚视物不明医。

34. 补肾壮筋汤《伤科补要》

【组成】熟地黄、当归、牛膝、山茱萸、云苓、川续断、杜仲、白芍、青皮、五加皮。

【功用】补肾壮筋。

【主治】肾经虚损，常失下颏证。

【方歌】补肾壮筋地归膝，茱萸云苓川断芍；

杜仲青皮五加皮，肾经虚损失颏宜。

35. 补阳还五汤《医林改错》

【趣记】当地凶人持红旗（注解：当地芎仁赤红芪）。

【组成】黄芪、当归尾、赤芍、地龙、川芎、红花、桃仁。

【功用】补气、活血、通络。

【主治】中风后遗症。半身不遂，口眼歪斜，语言謇涩，口角流涎，下肢痿废，小便频数或遗尿不禁，苔白，脉缓。

【方歌】补阳还五芪归芎，桃红赤芍加地龙；

半身不遂中风证，益气活血经络通。

36. 补中益气汤《脾胃论》《内外伤辨惑论》《东垣十书》

【趣记】陈麻人骑猪赶快归胡（注解：陈麻人芪术甘–归胡）。

【组成】黄芪、甘草、人参、当归、陈皮、升麻、柴胡、白术。

【功用】补中益气，升阳举陷。

【主治】①脾胃气虚。②气虚下陷。

【方歌】补中参草术归陈，芪得升柴用更神；

劳倦内伤功独擅，气虚下陷亦堪珍。

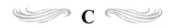

C

1. 苍耳子散《济生方》

【趣记】苍耳子散只宜喝（注解：苍耳子散芷夷荷）。

【组成】辛夷仁、苍耳子、香白芷、薄荷叶。

【功用】解表散寒，通窍止涕。

【主治】鼻渊。鼻流浊涕不止。

【方歌】苍耳子散芷辛夷，薄荷葱茶鼻渊宜。

2. 苍附导痰丸《叶天士女科诊治秘方》

【组成】苍术、香附、枳壳、陈皮、茯苓、天南星、甘草、制半夏、生姜汁。

【功用】利气化痰。

【主治】用于形盛多痰者。

【方歌】苍附导痰枳壳陈，茯苓甘草胆南星；

生姜合入制半夏，主治形盛多痰证。

3. 柴葛解肌汤《伤寒六书》

【趣记】钦差抢劫时，只要姜枣草根（注解：芩柴羌桔石，芷药姜枣草根）。

【组成】柴胡、干葛、甘草、黄芩、羌活、白芷、芍药、桔梗、生姜、大枣、石膏。

【功用】解肌清热。

【主治】外感风寒，郁而化热证。恶寒渐轻，身热增盛，无汗头痛，目痛鼻干，心烦不眠，咽干耳聋，眼眶痛，舌苔薄黄，脉浮微洪。

【方歌】陶氏柴葛解肌汤，邪在三阳热势张；

芩芍桔草姜枣芷，羌膏解表清热良。

4. 柴胡桂枝干姜汤《伤寒论》

【组成】柴胡、桂枝、干姜、瓜蒌根、黄芩、牡蛎、甘草。

【功用】和解枢机，温化水饮。

【主治】主治少阳病兼水饮内结之证。伤寒五六日，已发汗而复下之，胸胁满微结，小便不利，渴而不呕，但头汗出，往来寒热，心烦者，此为未解也，柴胡桂枝干姜汤主之。

【方歌】柴胡桂枝干姜汤，苓草牡蛎花粉尝；

不呕渴烦头汗出，少阳枢病要精详。

5. 柴胡清肝汤《医宗金鉴》

【组成】银柴胡、栀子（微炒）、连翘（去心）、生地黄、胡黄连、赤芍、龙胆草、炒青皮、生甘草、引用灯心竹叶水煎。

【功用】清肝解郁。

【主治】用于痈疽疮疡，由肝火而成者。

【方歌】柴胡清肝治肝痈，银柴栀子翘胡连；

生地赤芍龙胆草，青皮甘草一同煎。

6. 柴胡疏肝散《证治准绳》《景岳全书》

【组成】陈皮、柴胡、川芎、香附、枳壳、芍药、甘草。

【功用】疏肝行气，和血止痛。

【主治】胁肋疼痛，寒热往来。

【方歌】柴胡舒肝芍川芎，枳壳陈皮草香附；

疏肝行气兼活血，胁肋疼胀皆能除。

7. 菖蒲郁金汤《温病全书》

【组成】石菖蒲、炒栀子、鲜竹叶、牡丹皮、郁金、连翘、灯心草、木通、淡竹沥、玉枢丹。

【功用】清营透热祛痰。

【主治】主伏邪风温，辛凉发汗后，表邪虽解，暂时热退身凉，而胸腹之热不除，继则灼热自汗，烦躁不寐，神识时昏时清，夜多谵语，脉数舌绛，四肢厥而脉弦，症情较轻者。

【方歌】菖蒲郁金紫金片，栀翘通竹沥灯丹；

温热酿痰心包痹，送服苏合至宝丹。

8. 沉香化滞丸《中医大辞典》

【组成】沉香、莪术（醋炒）、炒香附、陈皮、木香、砂仁、藿香、炒麦芽、炒神曲、炙甘草。

【功用】消积滞，化痰饮，去恶气，解酒积。

【主治】治中满呕哕恶心。

【方歌】沉香化滞醋莪术，香附木香藿香陈；

砂仁麦芽神曲草，中满呕哕恶心去。

9. 赤石脂丸《中医大辞典》

【趣记】乌附椒姜赤石脂。

【组成】赤石脂、蜀椒、干姜、附子、乌头。

【功用】温阳逐寒，止痛救逆。

【主治】心痛病。心痛彻背，背痛彻心，痛无休止。

【方歌】赤石脂丸蜀椒姜，附子乌头共成方；

　　　　心痛背痛无休止，温阳逐寒止痛良。

10. 冲和散/膏《外科正宗》

【组成】紫荆皮、独活、赤芍、白芷、石菖蒲。

【功用】疏风消肿，活血祛寒。

【主治】治痈疽、发背，阴阳不和，冷热不明者。

【方歌】冲和膏内紫荆皮，独活菖蒲赤芍宜；

　　　　白芷随方加减法，诸般百症可堪医。

11. 除风益损汤《原机启微》

【组成】熟地黄、当归、白芍、川芎、藁本、前胡、防风。

【功用】养血祛风，活血通络。

【主治】治目为物伤及血虚头痛者。

【方歌】除风益损地归芍，芎藁前胡防风熬；

　　　　物伤血虚头痛者，养血活血通络康。

12. 除湿蠲痹汤《证治准绳》

【组成】苍术、赤茯苓、白术、泽泻、羌活、甘草、广陈皮、姜汁、竹沥。

【功用】健脾益气，祛风除湿。

【主治】着痹，身重酸痛，痛有定处，天阴即发。

【方歌】除湿蠲痹苓泽陈，二术羌草姜汁沥；

　　　　着痹麻木不仁证，除湿蠲痹筋络通。

13. 除湿汤《眼科纂要》

【组成】连翘、滑石、车前、枳壳、茯苓、川黄连、木通、粉甘草、陈皮、白茯苓、荆芥、防风。

【功用】祛风除湿，泻火解毒。

【主治】风弦赤烂外障，脾胃湿热甚者。

【方歌】眼科纂要除湿汤，翘滑车枳连草。

　　　　通陈荆防白茯苓，风弦赤烂效果好。

14. 除湿胃苓汤《医宗金鉴》

【趣记】胃苓汤 + 稚童防滑（注解：胃苓汤 + 栀通防滑）。

【组成】苍术、厚朴、陈皮、猪苓、泽泻、赤茯苓、白术、滑石、防风、栀子、木通、肉桂、甘草。

【功用】祛湿和胃，行气利水。

【主治】用于缠腰火丹、湿疮、见湿阻中焦者。

【方歌】除湿胃苓火丹疮，脾肺湿热疮白黄；
　　　　胃苓汤用通栀子，滑石防风共作汤。

15. 川芎茶调散《太平惠民和剂局方》

【趣记】草熊戴新戒指，呛风喝茶（注解：草芎–辛芥芷，羌风荷茶）。

【组成】川芎、荆芥、白芷、羌活、细辛、防风、薄荷、甘草。

【功用】疏风止痛。

【主治】外感风邪头痛。偏正头痛或巅顶作痛，恶寒发热，目眩鼻塞，舌苔薄白，脉浮者。

【方歌】川芎茶调有荆防，辛芷薄荷甘草羌；
　　　　目昏鼻塞风攻上，偏正头痛悉能康。

16. 苁蓉润肠丸《金匮翼》

【趣记】麻子肉沉。

【组成】肉苁蓉、沉香、麻子仁汁。

【功用】降气润肠。

【主治】肾虚便秘。

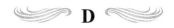

D

1. 大补阴丸《丹溪心法》

【趣记】风致白龟驻地（注解：蜂知柏龟猪地）。

【组成】熟地黄、龟甲、黄柏、知母、猪脊髓、蜂蜜。

【功用】滋阴降火。

【主治】阴虚火旺证。骨蒸潮热，盗汗遗精，咳嗽咯血，心烦易怒，足膝疼热，舌红少苔，尺脉数而有力。

【方歌】大补阴丸地龟甲，知柏猪脊随蜜团；

阴虚火旺骨蒸热，滋阴降火可两全。

2. 大补元煎《景岳全书》

【趣记】当地要少种人参与枸杞（注解：当地药草仲人参萸枸杞）。

【组成】人参、山药、熟地黄、杜仲、当归、山茱萸、枸杞子、炙甘草。

【功用】补阴壮阳，救本培元。

【主治】治男妇气血大坏，精神失守危剧等证。此回天赞化，救本培元第一要方。

【方歌】大补元煎归山药，枸杞人参杜仲草；

熟地山萸补肝肾，益气养血功最高。

3. 大柴胡汤《伤寒论》《金匮要略》

【趣记】秦皇只要半壶枣酱（注解：芩黄枳药半胡枣姜）。

【组成】柴胡、黄芩、芍药、半夏、枳实、大黄、生姜、大枣。

【功用】和解少阳，内泻热结。

【主治】少阳、阳明合病。往来寒热，胸胁苦满，呕不止，郁郁微烦，心下满痛或心下痞硬，大便不解或协热下利，舌苔黄，脉弦有力。

【方歌】大柴胡汤用大黄，枳芩夏芍枣生姜；

少阳阳明同合病，和解攻里效无双。

4. 大成汤《仙授理伤续断秘方》

【趣记】陈红将厚草当苏木，只帮大忙（注解：陈红-厚草当苏木，枳–大芒）。

【组成】大黄、芒硝、甘草、陈皮、红花、当归、苏木、木通、枳壳、厚朴。

【功用】破血逐瘀。

【主治】受伤甚重，瘀血不散，腹肚膨胀，大小便不通，上攻心腹，闷乱至死者。

5. 大承气汤《伤寒论》

【趣记】皇后只是笑（注解：黄厚枳实硝）。

【组成】大黄、厚朴、枳实、芒硝。

【功用】峻下热结。

【主治】①阳明腑实证。大便不通，频转矢气，脘腹痞满，腹痛拒按，按之硬，甚或潮热谵语，手足濈然汗出，舌苔黄燥起刺，或焦黑燥裂，脉沉实。②热结旁流。下利清水，色纯青，脐腹疼痛，按之坚硬有块，口舌干燥，脉滑实。③里热实证之热厥、痉病或发狂等。

【方歌】大承气汤用硝黄，配以枳朴泻力强；
　　　　阳明腑实真阴灼，急下存阴第一方。

6. 大定风珠《温病条辨》

【趣记】贾母五弟要归，阿妈买草鸡（注解：甲牡五地药龟，阿麻麦草鸡）。

【组成】鳖甲、生牡蛎、五味子、生地黄、生白芍、龟甲、阿胶、麻仁、麦冬、炙甘草、鸡子黄。

【功用】滋阴息风。

【主治】阴虚风动证。手足瘛疭，形瘦神倦，舌绛少苔，脉气虚弱，时时欲脱者。

【方歌】大定风珠鸡子黄，麦地麻芍牡草方；
　　　　龟板鳖甲胶五味，滋阴息风最相当。

7. 大红丸《仙授理伤续断秘方》

【组成】何首乌、川乌、天南星、芍药、土当归、骨碎补、牛膝、细辛、赤小豆、自然铜、青桑皮。

【功用】补骨续筋，活血化瘀。

【主治】跌打损伤，骨碎筋断，疼痛痹冷，内外俱损，瘀血留滞，外肿内痛，肢节痛倦。

【方歌】大红丸中土当归，川乌草乌芍骨碎；

　　　　牛膝细辛胆南星，小豆桑皮自然随。

8. 大黄附子汤《金匮要略》

【趣记】细心大夫（注解：细辛大附）。

【组成】大黄、附子、细辛。

【功用】泻热破瘀，散结消肿。

【主治】肠痈初起，湿热瘀滞证。右少腹疼痛拒按，按之其痛如淋，甚则局部肿痞，或右足屈而不伸，伸则痛剧，小便自调，或时时发热，自汗恶寒，舌苔薄腻而黄，脉滑数。

【方歌】金匮大黄附子汤，细辛散寒止痛良；

　　　　温下治法代表方，寒积里实服之康。

9. 大黄牡丹皮汤《金匮要略》

【趣记】大人忙担冬瓜（注解：大仁芒丹冬瓜）。

【组成】大黄、牡丹皮、桃仁、冬瓜子、芒硝。

【功用】泻热破瘀，散结消肿。

【主治】肠痈初起，少腹肿痞。按之即痛如淋，小便自调，或善屈右足，牵引则痛剧，或时时发热，身汗恶寒，舌苔薄腻而黄。

【方歌】金匮大黄牡丹汤，桃仁瓜子芒硝襄；

　　　　肠痈初起腹按痛，苔黄脉数服之康。

10. 大黄䗪虫丸《金匮要略》

【趣记】大人忙着要升国旗，水蛭吃黄桃（注解：大仁忙䗪药生国漆，水蛭–黄桃）。

【组成】大黄、黄芩、甘草、桃仁、杏仁、芍药、干漆、虻虫、水蛭、䗪虫、蛴螬、生地黄。

【功用】去瘀生新。

【主治】五劳虚极，干血内停证。形体羸瘦，少腹挛急，腹痛拒按，或按之不减，腹满食少，肌肤甲错，两目无神，目眶暗黑，舌有瘀斑，脉沉涩或弦。

【方歌】大黄䗪虫芩芍桃，地黄杏草漆蛴螬；

　　　　水蛭虻虫和丸服，祛瘀生新干血疗。

11. 大活络丹《兰台轨范》引《圣济总录》

【组成】白花蛇、乌梢蛇、威灵仙、两头尖、草乌、天麻、全蝎、何首乌、龟甲、麻黄、贯众、炙甘草、羌活、官桂、藿香、乌药、黄连、熟地黄、大黄、木香、沉香、细辛、赤芍、没药、丁香、乳香、僵蚕、天南星、青皮、骨碎补、白豆蔻、安息香、黑附子、黄芩、茯苓、香附、玄参、白术、防风、葛根、豹骨（代）、当归、血竭、地龙、犀角（代）、麝香、松脂、牛黄、片脑、人参。

【功用】祛风湿，益气血，活络止痛。

【主治】风湿痰瘀阻于经络，正气不足之中风瘫痪、萎痹、阴疽、流注及跌打损伤等。

【方歌】大活络丹药味丰，四君四物减川芎。

　　　白乌两蛇蚕蝎蔻，麻辛附葛羌防风；

　　　乳没灵仙芩连贯，草乌首乌丁地龙；

　　　南星青皮骨碎补，木香沉香官桂同；

　　　天麻台乌息香芩，虎龟犀麝玄牛从；

　　　两头尖外又松脂，大黄香附竭冰共。

12. 大建中汤《金匮要略》

【趣记】姜姨任教（注解：姜饴人椒）。

【组成】蜀椒、干姜、人参、饴糖。

【功用】温中补虚，降逆止痛。

【主治】中阳衰弱，阴寒内盛。心胸中大寒痛，呕不能饮食，腹中寒，上冲皮起，出见有头足，上下痛而不可触近，舌苔白滑，脉细紧，甚则肢厥脉伏；或腹中辘辘有声。

【方歌】大建中汤建中阳，蜀椒干姜参饴糖；

　　　阴盛阳虚腹冷痛，温补中焦止痛强。

13. 大秦艽汤《素问病机气宜保命集》

【趣记】秦皇拎枪逐二弟独归川药房制席草膏（注解：秦黄芩羌术二地独归川药防芷细草膏）。

【组成】秦艽、黄芩、茯苓、羌活、白术、生地黄、熟地黄、独活、当归、川芎、芍药、防风、白芷、细辛、甘草、石膏。

【功用】疏风清热，养血活血。

【主治】风邪初中经络证。口眼歪斜，舌强不能言语，手足不能运动，或恶寒发热，苔白或黄，脉浮数或弦细。

【方歌】大秦艽汤羌独防，芎芷辛芩二地黄；

　　　石膏归芍苓甘术，风邪散见可通尝。

14. 大青龙汤《伤寒论》

【趣记】麻黄汤＋膏姜枣。

【组成】麻黄、桂枝、杏仁、甘草、石膏、生姜、大枣。

【功用】发汗解表，兼清里热。

【主治】外感风寒，里有郁热证。恶寒发热，头身疼痛，无汗，烦躁，口渴，脉浮紧。

【方歌】大青龙汤倍麻黄，再加石膏大枣姜；

外感风寒内郁热，解表清里此方良。

15. 丹参饮《时方歌括》

【组成】丹参、檀香、砂仁。

【功用】活血化瘀，行气止痛。

【主治】血瘀气滞，心胃诸痛证。

【方歌】心腹诸痛有妙方，丹参砂仁加檀香；

气滞血瘀两相结，瘀散气顺保安康。

16. 丹栀逍遥散《内科摘要》《薛氏医案》

【趣记】牡丹皮、栀子＋逍遥散。

【组成】牡丹皮、栀子、柴胡、当归、白芍、白术、茯苓、甘草、生姜、薄荷。

【功用】疏肝解郁，健脾和营，兼清郁热。

【主治】肝脾血虚，化火生热。或烦躁易怒，或自汗盗汗，或头痛目涩，或颊赤口干，或月经不调，少腹作痛，或小腹坠胀，小便涩痛。

【方歌】逍遥散用当归芍，柴苓术草加姜薄；

更有丹栀逍遥散，调经解郁清热着。

17. 当归补血汤《内外伤辨惑论》

【趣记】骑龟（注解：芪归）。

【组成】黄芪、当归。

【功用】补气生血。

【主治】血虚阳浮发热证。肌热面红，烦渴欲饮，脉洪大而虚，重按无力，亦治妇人经期、产后血虚发热头痛；或疮疡溃后，久不愈合者。

【方歌】当归补血重黄芪，补气生血虚热医；

发热头痛经产后，疮疡溃后促生肌。

D

18. 当归建中汤《千金翼方》

【趣记】当心草药。

【组成】当归、桂心、甘草、芍药、生姜、大枣。

【功用】温补气血，缓急止痛。

【主治】产后虚羸不足，腹中疼痛不已，呼吸少气，或小腹拘急挛痛引腰背，不能饮食者。

【方歌】当归建中桂心草，芍药生姜与大枣；
产后虚羸腹中痛，温补气血止痛良。

19. 当归生姜羊肉汤《金匮要略》

【组成】当归、生姜、羊肉。

【功用】养血散寒止痛。

【主治】寒疝腹中痛及胁痛里急者，当归生姜羊肉汤主之。

【方歌】当归生姜羊肉汤，腹痛胁痛急煎尝。

20. 当归芍药散《金匮要略》《千金要方》

【趣记】凶猪要谢归复（注解：芎术药泻归苓）。

【组成】当归、芍药、茯苓、白术、泽泻、川芎。

【功用】养血调肝，渗湿健脾。

【主治】腹中拘急，绵绵作痛，伴头昏，面唇少华，或肢肿，小便不利。

【方歌】当归芍药用川芎，白术苓泽六味同；
妊娠腹中绵绵痛，调肝理脾可为功。

21. 当归六黄汤《兰室秘藏》

【趣记】弟弟骑白龟练琴（注解：地地芪柏归连芩）。

【组成】生地黄、熟地黄、黄芪、黄柏、当归、黄连、黄芩。

【功用】滋阴泻火，固表止汗。

【主治】阴虚火旺盗汗。发热盗汗，面赤心烦，口干唇燥，大便干结，小便黄赤，舌红苔黄，脉数。

【方歌】火炎汗出六黄汤，归柏芩连二地黄；
倍用黄芪为固表，滋阴清热敛汗强。

22. 当归龙荟丸《丹溪心法》

【组成】当归、龙胆草、栀子、黄连、黄柏、黄芩、芦荟、青黛、大黄、木香、麝香。

【功用】清泻肝胆实火。

【主治】肝胆实火证。头晕目眩，神志不宁，谵语发狂，或大便秘结，小便赤涩。

【方歌】当归龙荟用四黄，龙胆芦荟木麝香；

　　　　黑栀青黛姜汤下，一切肝火尽能攘。

23. 当归拈痛汤《医学启源》

【趣记】陈妈葛母尝甘苦，租枪防身当擒白蟹（注解：陈麻葛母苍甘苦，猪羌防当参苓白泻）。

【组成】当归、茵陈、升麻、葛根、知母、苍术、甘草、苦参、猪苓、羌活、防风、人参、黄芩、白术、泽泻。

【功用】利湿清热，疏风止痛。

【主治】湿热相搏，外受风邪证。遍身肢节烦痛，或肩背沉重，或脚气肿痛，腰膝生疮，舌苔白腻微黄，脉弦数。

【方歌】当归拈痛羌防升，猪泽黄芩葛茵陈；

　　　　二术知苦人参草，疮疡湿热服皆应。

24. 当归芍药汤《千金要方》

【组成】当归、芍药、人参、桂心、生姜、生地黄、甘草、大枣。

【功用】补虚养血。

【主治】治产后虚损，逆害饮食方。

【方歌】当归芍药参桂心，生地生姜草枣亲；

　　　　妊娠腹痛绵绵痛，调肝理脾可为功。

25. 当归四逆散《伤寒论》

【趣记】当归四逆汤桂，药辛通甘枣。

【组成】当归、桂枝、芍药、细辛、甘草、通草、大枣。

【功用】温经散寒，养血通脉。

【主治】①阳气不足而又血虚，外受寒邪。手足厥寒，舌淡苔白，脉细欲绝或沉细。②寒入经络，腰、股、腿、足疼痛。

【方歌】当归四逆桂芍枣，细辛甘草与通草；

　　　　血虚肝寒四肢厥，煎服此方乐陶陶。

26. 当归饮子《医宗金鉴·外科心法要诀》

【趣记】首乌荆芪四物，风草蒺藜。

【组成】当归、白芍、川芎、生地黄、白蒺藜、防风、荆芥穗、何首乌、黄芪、甘草、生姜。

【功用】养血润燥，祛风止痒。

【主治】心血凝滞，内蕴风热，皮肤疥疮，或肿或痒，或脓水浸淫，或发赤疹瘰瘤。亦用于各种皮肤病血虚致痒者。

【方歌】当归饮子用四物，荆防芪草蒺首乌；

　　　　养血疏风兼固表，风疹瘙痒血不足。

27. 导赤散《小儿药证直诀》

【趣记】草地通行。

【组成】生地黄、木通、生甘草、竹叶。

【功用】清心养阴，利水通淋。

【主治】心经热盛。心胸烦热，口渴而赤，意欲饮冷，以及口舌生疮。或热移于小肠，症见小溲赤涩刺痛。

【方歌】导赤生地与木通，草梢竹叶四味同；

　　　　口糜淋痛小肠火，引热渗入小便中。

28. 导痰汤《校注妇人良方》

【组成】半夏、天南星、枳实、橘红、赤茯苓、甘草、生姜。

【功用】燥湿祛痰，行气开郁。

【主治】痰厥证。头目眩晕，或痰饮壅盛，胸膈痞塞，胁肋胀满，头痛呕逆，喘急痰嗽，涕唾黏稠，舌苔厚腻。

【方歌】导痰二陈去乌梅，加入枳星消积饮。

29. 涤痰汤《奇效良方》《证治准绳》《严氏易简归一方》

【组成】南星、半夏、枳实、茯苓、橘红、人参、竹茹、甘草、石菖蒲。

【功用】豁痰开窍。

【主治】中风，痰迷心窍，舌强不能言。

【方歌】涤痰菖星夏实苓，橘红人参竹茹草；

　　　　痰迷心窍舌强证，豁痰开窍中风疗。

30. 抵当汤《伤寒论》

【趣记】抵挡水蛭虻虫逃荒（注解：抵当水蛭虻虫桃黄）。

【组成】水蛭、虻虫、桃仁、大黄。

【功用】破瘀泻热。

【主治】瘀热互结之蓄血证。症见少腹硬满，其人如狂，小便自利，脉沉涩或沉结，舌质紫或有瘀斑。

【方歌】抵当水蛭与虻虫，桃仁大黄方中添；

瘀热互结蓄血证，破瘀泻热疗效堪。

31. 地黄饮子《宣明论方》《圣济总录》

【趣记】贵妇从远东赴沪地，将尝大把鱼何味（注解：桂附苁远冬茯斛地，姜菖大巴黄荷味）。

【组成】熟地黄、山茱萸、官桂、附子、肉苁蓉、远志、麦冬、茯苓、石斛、生姜、石菖蒲、大枣、巴戟天、五味子、生姜、薄荷。

【功用】滋肾阴，补肾阳，开窍化痰。

【主治】肾虚痰迷心窍证。

【方歌】地黄饮子萸苁戟，附桂石斛麦味取；
菖蒲志苓薄姜草，补肾开痰喑痱宜。

32. 地榆丸《证治准绳》

【组成】地榆、当归、阿胶、黄连、诃子肉、木香、乌梅肉。

【功用】收血止痢。

【主治】泻痢或血痢证。

【方歌】地榆丸中当归梅，阿胶黄连诃子香。

33. 丁桂散《外科传薪集》

【组成】丁香、肉桂。

【功用】温经活血、散寒止痛。

【主治】用于一切阴证肿疡。

【方歌】丁桂温经活血方，主治阴证之肿疡。

34. 丁香散《三因极一病症方论》

【组成】丁香、柿蒂、甘草（炙）、高良姜。

【功用】温中散寒，降逆止呕。

【主治】胃寒哕逆证。

【方歌】丁香散蒂草良姜，温胃降逆此方尝。

35. 丁香柿蒂散《症因脉治》

【组成】丁香、柿蒂、人参、生姜。

【功用】温中益气，降逆止呕。

【主治】胃气虚寒证。

【方歌】丁香柿蒂人参姜，温中益气止呕良。

36. 定喘汤《摄生众妙方》

【趣记】桑叔炒白果黄杏拌麻花（注解：桑苏草白果黄杏半

麻花）。

【组成】白果、麻黄、桑白皮、紫苏子、甘草、黄芩、杏仁、半夏、款冬花。

【功用】宣降肺气，清热化痰。

【主治】风寒外束，痰热热蕴证。咳喘痰多气急，质稠色黄，或微恶风寒，舌苔黄腻，脉滑数。

【方歌】定喘白果配麻黄，杏苏夏款桑芩草；
宣降肺气消痰热，哮喘咳嗽痰黄稠。

37. 定痛膏《疡医准绳》

【组成】芙蓉叶、紫荆皮、独活、生天南星、白芷。

【功用】祛瘀、消肿、止痛。

【主治】骨关节肿痛证。

【方歌】定痛膏去关节痛，芙蓉荆独南星芷。

38. 定痫丸《医学心悟》

【组成】明天麻、川贝母、半夏、茯苓、茯神、胆南星、石菖蒲、全蝎、甘草、僵蚕、真琥珀、灯心草、陈皮、远志、甘草、丹参、麦冬、朱砂、姜汁。

【功用】涤痰息风。

【主治】痰热痫证。证见忽然发作，眩仆倒地，不省人事，甚则抽搐，目斜口歪，痰涎直流，叫喊作声。亦可用于治疗癫狂。

【方歌】定痫二茯贝天麻，丹麦陈远菖蒲夏；
胆星蝎蚕草竹沥，姜汁琥珀与朱砂。

39. 定志丸《审视瑶函》《重订严氏济生方》

【组成】朱砂、人参、天冬、石菖蒲、远志、麦冬、预知子、白茯苓。

【功用】明目益志。

【主治】外障证。

【方歌】审视瑶函定志丸，朱砂人参预知子；
天冬麦冬白茯苓，菖蒲远志外障医。

40. 都气丸《正因脉治》

【组成】熟地黄、山茱萸、山药、牡丹皮、茯苓、泽泻、五味子。

【功用】滋肾纳气。

【主治】肺肾两虚证。咳嗽气喘，呃逆滑精，腰痛。

【方歌】六味地黄益肾肝，萸薯丹泽地苓专；

　　　　更加知柏成八味，阴虚火旺自可煎。

　　　　养阴明目加杞菊，滋阴都气五味先；

　　　　肺肾两调金水生，麦冬加入长寿丸。

41. 独参汤《景岳全书》

【组成】人参。

【功用】补气固脱。

【主治】治诸气虚气脱，及反胃呕吐喘促，粥汤入胃即吐，凡诸虚证垂危者。

【方歌】独参一味救急危，诸证虚脱及反胃。

42. 独活寄生汤《千金要方》

【趣记】情人细心独寄贵药，杜兄放牛归伏草地（注解：秦人细辛独寄桂药，杜芎防牛归茯草地）。

【组成】独活、桑寄生、秦艽、人参、细辛、肉桂心、芍药、杜仲、川芎、防风、牛膝、当归、茯苓、甘草、生地黄。

【功用】温经散寒，祛风化湿，益肝肾，补气血。

【主治】用于风寒湿三气侵袭筋骨而体质较虚者。

【方歌】独活寄生艽防辛，芎归地芍桂苓均；

　　　　杜仲牛膝人参草，冷风顽痹屈能伸。

43. 独活汤《兰室秘藏》

【组成】独活、羌活、防风、泽泻、肉桂、大黄、炙甘草、当归尾、连翘、酒黄柏、酒汉防己、桃仁。

【功用】温经养血，祛风化湿。

【主治】治因劳役腰痛如折，沉重如山。

【方歌】独活汤中泽羌防，肉桂大黄当归尾。

　　　　防己桃仁酒黄柏，连翘炙草总相随。

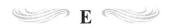

E

1. 耳聋左慈丸《重订广温热论》

【组成】煅磁石、熟地黄、山药、山茱萸、茯苓、牡丹皮、五味子、石菖蒲、泽泻。

【功用】滋阴镇逆。

【主治】温热病后肾虚精脱之耳鸣耳聋诸证。

【方歌】耳聋左慈汤六味，五味菖蒲煅磁石；
滋阴潜阳水生木，肾虚肝旺此方魁。

2. 二陈汤《太平惠民和剂局方》

【趣记】夏陈梅茯生姜甘草。

【组成】半夏、陈皮、乌梅、茯苓、生姜、甘草。

【功用】燥湿化痰，理气和中。

【主治】湿痰咳嗽。痰多色白易咳，胸膈痞闷，恶心呕吐，肢体困倦，或头眩心悸，舌苔白润，脉滑。

【方歌】二陈汤用半夏陈，苓草梅姜一并存；
利气祛痰兼燥湿，湿痰为患此方珍。

3. 二妙丸/散《丹溪心法》

【趣记】二妙藏黄柏（注解：二妙苍黄柏）。

【组成】苍术、黄柏。

【功用】清热化湿。

【主治】用于湿疮、臁疮等证，属于湿热内盛者。

【方歌】二妙散中苍柏兼，若云三妙牛膝添；
四妙再加薏苡仁，湿热下注痿痹痊。

4. 二仙汤《妇产科学》《妇产科学》

【组成】仙茅、仙灵脾（淫羊藿）、当归、巴戟天（如无可用菟丝子代）、黄柏、知母。

【功用】调摄冲任。

【主治】冲任不调证。

【方歌】二仙当归巴戟天，黄柏知母调冲任。

5. 二阴煎《景岳全书》

【趣记】令全连人登山找竹木生卖（注解：苓玄连仁灯–草竹木生麦）。

【组成】生地黄、麦冬、酸枣仁、生甘草、玄参、黄连、茯苓、木通、灯心草（或竹叶）。

【功用】滋阴泻火，安神定志。

【主治】治心经有热，水不制火之病，故曰二阴。凡惊狂失志，多言多笑，或疮疹烦热失血等证，宜此主之。

【方歌】二阴生地草枣冬，玄连灯竹苓木通；
　　　　心悸癫狂皆可治，清心滋阴有奇功。

6. 二至丸《医方集解》《证治准绳》

【组成】女贞子、墨旱莲。

【功用】补腰膝，壮筋骨，强肝肾，乌髭发。

【主治】肝肾阴虚，头晕目眩，腰酸足软，失眠多梦，遗精滑泄，早年白发，两目干涩，舌红苔薄，脉细弱者。

【方歌】二至丸用调冲任，墨旱莲内加女贞。

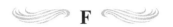

F

1. 防风根汤《杂病源流犀烛》

【组成】防风根、白术、当归、姜黄、生黄芪、桑枝。

【功用】祛风活络止痛。

【主治】络虚而致之肩膊疼痛连臂,渐入于环跳,髀膝证。

【方歌】防风术芪姜归桑,祛风活络止痛伤。

2. 防风散《秘传眼科龙木论》

【组成】防风、芜蔚子、桔梗、五味子、知母、黑参、川大黄、细辛、芒硝、车前子、黄芩。

【功用】热毒风痰壅滞,头目晕闷,心神不宁。

【主治】热毒风痰壅滞之圆翳内障证。

3. 防风汤《宣明论方》

【趣记】防风铃铛叫,请搁麻黄汤(注解:防风苓当芜,芩葛麻黄汤)。

【组成】防风、甘草、当归、赤茯苓、杏仁、官桂、黄芩、秦艽、葛根、麻黄。

【功用】疏风活络,宣痹止痛。

【主治】行痹。外感风湿,恶寒发热,遍体骨节疼痛,游走不定,舌苔淡白,脉浮。现用于风湿性关节炎、类风湿关节炎见上述症状者。

【方歌】宣明论方防风汤,赤苓当归麻黄汤;
　　　　葛根黄芩与秦艽,疏风活络宣痹方。

4. 防风通圣汤《宣明论方》

【趣记】黄妈石河值勤,住草房,忙借船摆渡归金石桥(注解:黄麻石荷栀芩,术草防,芒桔川白-归荆石翘。

【组成】防风、大黄、麻黄、滑石、薄荷、栀子、黄芩、白术、甘草、芒硝、桔梗、川芎、白芍、当归、荆芥、石膏、连翘、生姜。

【功用】解表通里,散风清热,化湿解毒。

【主治】内郁湿热,外感风邪,表里同病,属于气血实证。

【方歌】防风通圣大黄硝，荆芥麻黄栀芍翘；

甘桔芎归膏滑石，薄荷芩术力偏饶；

表里交攻阳热盛，外科疮毒总能消。

5. 防己黄芪汤《金匮要略》

【趣记】老房骑猪过大江（注解：老防芪术-大姜）。

【组成】防己、甘草、白术、黄芪、生姜、大枣。

【功用】益气祛风，健脾利水。

【主治】风湿兼气虚，身重、汗出、恶风、脉浮。

【方歌】防己黄芪金匮方，白术甘草枣生姜；

汗出恶风兼身重，表虚湿盛服之康。

6. 茯苓饮《外台秘要》

【组成】茯苓、人参、白术、生姜、枳实、橘皮。

【功用】消痰气，令能食。

【主治】主心胸中有停痰宿水，自吐水出后，心胸间虚气满，不能食。

【方歌】茯苓饮内人参姜，白术枳实橘皮汤；

心胸停痰有宿水，消痰理气纳食康。

7. 附桂八味丸《崔氏方》

【趣记】富贵六味（注解：附桂六味）。

【组成】附子、肉桂、熟地黄、山药、山茱萸、泽泻、茯苓、牡丹皮（本方出自《金匮要略》之肾气丸，又称金匮肾气丸。原方中桂枝改为肉桂，干地黄改为熟地黄即为本方）。

【功用】补肝肾，强腰膝。

【主治】肾阳不足，腰膝酸软，下肢冷感，少腹拘急，水肿，小便不利，或小便频数，阳痿，遗尿，尺脉微弱，以及痰饮咳喘，消渴，脚气等证候。主要用于治疗泌尿生殖系统疾病，糖尿病，高血压，白内障，喘息等症。

【方歌】崔氏附桂八味丸，熟地山药山茱萸；

茯苓泽泻牡丹皮，补肝滋肾强腰膝。

8. 附子理中汤《太平惠民和剂局方》《奇效良方》《严氏小儿方论》《三因方》

【组成】人参、白术、干姜、附子、炙甘草。

【功用】温阳祛寒，补气健脾。

【主治】脾胃虚寒较甚，或脾肾阳虚证。脘腹疼痛，下利清谷，恶心呕吐，畏寒肢冷，或霍乱吐利转筋等。

【方歌】附子理中治寒湿，人参白术干姜草。

9. 复元活血汤《医学发明》

【趣记】柴贵人山楼打草（注解：柴归仁山蒌大草）。

【组成】柴胡、当归、桃仁、穿山甲（代）、瓜蒌根、大黄、甘草、红花。

【功用】活血祛瘀，疏肝通络。

【主治】跌打损伤，瘀血阻滞证。胁肋瘀肿，痛不可忍。

【方歌】复元活血黄柴胡，桃红归甲花草辅；

    疏肝通络祛瘀血，胁肋瘀肿皆可除。

10. 复元通气散《正体类要》

【组成】木香、茴香、青皮、穿山甲、陈皮、白芷、甘草、漏芦、贝母。

【功用】行气止痛，活血消肿。

【主治】疮疖痈疽，方作焮赤，初发疼痛，以及脓已溃未溃，小肠气肾痈便毒，腰痛气刺，腿膝生疮，以及妇人乳痈。

【方歌】复元通气木茴香，山甲白芷与甘草；

    陈青漏芦合贝母，疮疖痈疽疗效昭。

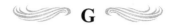

G

1. 甘草干姜茯苓白术汤（肾着汤）《金匮要略》

【组成】甘草、干姜、茯苓、白术。

【功用】温中散寒，健脾除湿。

【主治】肾着之病，其人身体重，腰中冷，如坐水中，形如水状，反不渴，小便自利，饮食如故，病属下焦，身劳汗出，衣（一作表）里冷湿，久久得之，腰以下冷痛，腹重如带五千钱。

【方歌】甘姜苓术肾着汤，身重腰冷冷湿尝。

2. 甘草干姜汤《伤寒论》

【组成】甘草、干姜。

【功用】温中复阳。

【主治】中阳不足证。症见肢厥，烦躁，吐逆。

【方歌】伤寒甘草干姜汤，中阳不足温脾阳。

3. 甘草泻心汤《伤寒论》

【组成】半夏、黄芩、黄连、干姜、人参、甘草、大枣。

【功用】益气和胃，消痞止呕。

【主治】胃气虚弱、腹中雷鸣下利，水谷不化，心下痞硬而满，干呕心烦不得安等。

【方歌】半夏泻心加重草，主治气痞腹中鸣。

4. 甘露消毒丹《温热经纬》《温病条辨》《杂病证治新义》

【趣记】秦香莲飞石射陈，石菖蒲搏斗被捅（注解：芩香连飞石射陈，石菖蒲薄豆贝通）。

【组成】黄芩、藿香、连翘、飞滑石、射干、茵陈、石菖蒲、薄荷、白豆蔻、川贝母、木通。

【功用】利湿化浊，清热解毒。

【主治】湿温时疫，邪在气分，湿热并重证。发热倦怠，胸闷腹胀，肢酸咽痛，身目发黄，颐肿口渴，小便短赤，泄泻淋浊等，舌苔白或厚腻或干黄，脉濡数或滑数。

【方歌】甘露消毒蔻藿香，茵陈滑石木通菖；

　　　　芩翘贝母射干薄，湿温时疫是主方。

5. 甘麦大枣汤《金匮要略》

【组成】甘草、小麦、大枣。

【功用】补益心脾，宁心安神。

【主治】脏躁。情志不宁，体倦，"喜悲伤欲哭，象如神灵所作，数欠伸"。

【方歌】甘麦大枣治脏躁，补益心脾宁心神；

　　　　悲伤欲哭如神作，喜伸数欠懒言疗。

6. 高枕无忧散《古今医鉴》

【组成】人参、软石膏、陈皮、半夏、白茯苓、枳实、竹茹、麦冬、龙眼肉、甘草、酸枣仁。

【功用】宁心安神。

【主治】心胆虚怯，昼夜不睡证。

【方歌】高枕无忧纳二陈，枳实竹茹人参门。

　　　　石膏龙眼酸枣肉，昼夜宁心又安神。

7. 膈下逐瘀汤《医林改错》

【趣记】五灵兄桃红母胡吃香草乌龟壳（注解：五灵芎桃红牡胡赤香草乌归壳）。

【组成】五灵脂、当归、川芎、桃仁、牡丹皮、赤芍、乌药、延胡索（玄胡）、甘草、香附、红花、枳壳。

【功用】活血化瘀，行气止痛。

【主治】瘀在膈下，形成积块；或小儿痞块；或肚腹疼痛，痛处不移；或卧则腹坠似有物者。

【方歌】膈下逐瘀桃牡丹，赤芍乌药玄胡甘；

　　　　川芎灵脂红花壳，香附开郁血亦安。

8. 葛根黄芩黄连汤《伤寒论》

【趣记】葛根芩连草，清里又解表。

【组成】葛根、黄芩、黄连、甘草。

【功用】解表清热。

【主治】外感表证未解，热邪入里。身热，下痢臭秽，肛门有灼热感，胸脘烦热，口干作渴，喘而汗出，苔黄脉数。

【方歌】葛根黄芩黄连汤，再加甘草共煎尝；

　　　　邪陷阳明成热痢，清里解表保安康。

9. 葛根汤《伤寒论》

【趣记】桂枝家割麻（注解："桂枝"加葛麻）。

【组成】葛根、麻黄、桂枝、生姜、甘草、芍药、大枣。

【功用】辛温解表，升津舒经，升清止利。

【主治】风寒外束，太阳经输不利，或内迫大肠。项背拘急不舒，恶寒，无汗，脉浮紧，或下利为水粪杂下，无热象或兼下利。

【方歌】葛根汤中桂麻黄，芍甘大枣与生姜；

发汗解肌调营卫，外感刚痉服之良。

10. 固本止崩汤《傅青主女科》

【趣记】珠江人当皇帝（注解：术姜人当黄地）。

【组成】熟地黄、白术、黄芪、当归、黑姜、人参。

【功用】养血止血，益气固本。

【主治】妇人一时血崩，两目黑暗，昏晕在地，不省人事。

【方歌】固本止崩参术芪，黑姜当归共熟地；

脾虚不摄崩漏血，血山崩倒湿浸脾。

11. 固冲汤《医学衷中参西录》

【趣记】探骑母龙背，潜航筑山海（注解：炭芪牡龙倍，茜杭术山海）。

【组成】黄芪、白术、棕榈炭、煅牡蛎、煅龙骨、五倍子、茜草、白杭芍、山茱萸、海螵蛸。

【功用】益气健脾，固冲摄血。

【主治】气虚冲脉不固之血崩证。表现为血崩或月经过多，月经色淡质稀，心悸气短，舌质淡，脉细弱或虚大。

【方歌】固冲汤术芪萸芍，龙牡棕倍螵茜绕；

血崩漏下经量多，摄血益气健脾好。

12. 固真汤《证治准绳》

【组成】人参、附子、白茯苓、白术、山药、黄芪、肉桂、甘草、生姜、大枣。

【功用】温阳固本，健脾益气。

【主治】吐泻痢后胃虚脾慢，四肢口鼻气冷，沉困不省人事。

13. 顾步汤《外科真诠》

【组成】黄芪、人参、金钗、当归、金银花、牛膝、菊花、甘草、蒲公英、紫花地丁。

【功用】益气滋阴，和营清热。

【主治】脱疽。

【方歌】外科真诠顾步汤，芪参金钗归银菊；

膝英草紫脱疽毒，益气养阴兼清营。

14. 瓜蒌牛蒡汤《医宗金鉴》

【组成】瓜蒌仁、牛蒡子、天花粉、黄芩、陈皮、生栀子、连翘、皂角刺、金银花、生甘草、青皮、柴胡。

【功用】疏肝解郁，清解邪热。

【主治】乳痈初起证。

【方歌】瓜蒌牛蒡胃火郁，憎寒壮热乳痈疽；

青柴花粉芩翘刺，银花栀子草陈皮。

15. 瓜蒌薤白白酒汤《金匮要略》

【组成】瓜蒌、薤白、白酒。

【功用】宣痹通阳，豁痰利气。

【主治】胸痹。喘息咳唾，胸背痛，短气，舌苔白腻，寸口脉沉而迟，关上小紧数。

【方歌】瓜蒌薤白白酒汤，胸痹闷痛基础方；

行气祛痰除痰阻，通阳散结宣胸阳。

16. 瓜蒌薤白半夏汤《金匮要略》

【组成】瓜蒌、薤白、半夏、白酒。

【功用】宣痹通阳，豁痰下利，降逆逐饮。

【主治】胸阳不振，痰饮停滞之胸痹证。胸中满痛彻背，背痛彻胸，不能安卧。

【方歌】瓜蒌薤白白酒汤，胸痹闷痛基础方；

行气祛痰除痰阻，通阳散结宣胸阳；

胸痛彻背不得卧，瓜蒌薤白半夏汤。

17. 归灵内托散《医宗金鉴》

【组成】人参、木瓜、白术、金银花、防己、天花粉、白鲜皮、薏苡仁、当归、熟地黄、白芍、川芎、土茯苓、威灵仙、甘草。

【功用】除梅毒。

【主治】适用于二、三期体虚梅毒证。

【方歌】归灵内托参木瓜，术银四物己天花；
土苓鲜薏威灵草，梅疮体弱服堪夸。

18. 归脾汤《正体类要》《济生方》《校注妇人良方》

【趣记】白姜神芪远，草人枣归龙眼香。

【组成】白术、白茯苓、黄芪、龙眼肉、酸枣仁、人参、木香、炙甘草、当归、远志、生姜、大枣。

【功用】益气补血，健脾养心。

【主治】①心脾两虚。②脾不统血。

【方歌】归脾四君芪归龙，枣志木香姜枣冲；
养心健脾益气血，脾不统血亦可用。

19. 归肾丸《景岳全书》

【趣记】六味地黄丸-丹泽＋枸菟归仲。

【组成】熟地黄、山药、山茱萸、茯苓、当归、枸杞子、杜仲、菟丝子。

【功用】平补肾阴肾阳。

【主治】治肾水真阴不足，精衰血少，腰酸脚软，形容憔悴，遗泄阳衰等证。

【方歌】归肾熟地山药萸，茯苓当归杜仲杞；
再加一味菟丝子，肾水不足阴虚医。

20. 桂附理中丸《三因方》

【组成】肉桂、附片、党参、白术、炮姜、炙甘草。

【功用】补肾助阳，温中健脾。

【主治】用于肾阳衰弱，脾胃虚寒，脘腹冷痛，呕吐泄泻，四肢厥冷。

【方歌】桂附理中有白术，党参甘草加炮姜；
肾阳衰弱中虚寒，补肾助阳温脾胃。

21. 桂麝散《药蒸启秘》

【组成】麻黄、细辛、肉桂、皂角、生半夏、丁香、生天南星、麝香、冰片。

【功用】温经散寒，消肿止痛。

【主治】用于一切阴证疮疡，流痰未溃、乳癖者。

【方歌】桂麝散用治阴疮，麻辛皂角与丁香；

半夏冰片生南星，流痰未溃乳癖康。

22. 桂枝茯苓丸《金匮要略》

【趣记】贵人服丹药（注解：桂仁茯丹药）。

【组成】桂枝、茯苓、桃仁、牡丹皮、芍药。

【功用】活血化瘀，缓消癥块。

【主治】妇人癥病。妇人宿有癥病，妊娠漏下不止，或胎动不安，血色紫黑晦暗，腹痛拒按或经闭腹痛，或产后恶露不尽而腹痛拒按者，舌质紫暗或有瘀点，脉沉涩。

【方歌】桂枝茯苓桃丹芍，活血化瘀癥缓消；

原治胎漏因癥痼，瘀阻胞宫总能疗。

23. 桂枝甘草龙骨牡蛎汤《伤寒论》

【趣记】龙母贵干（注解：龙牡桂甘）。

【组成】桂枝、甘草、龙骨、牡蛎。

【功用】温通心阳，潜镇安神。

【主治】心阳虚弱，心神不敛证。

24. 桂枝加葛根汤《伤寒论》

【趣记】桂枝汤加葛根。

【组成】葛根、芍药、生姜、甘草、大枣、桂枝。

【功用】解肌发表，升津舒经。

【主治】风寒外束，营卫不和，经输不利，筋脉失养。发热，汗出，恶风，项背拘紧拘缩、转动不灵。

25. 桂枝麻黄各半汤《伤寒论》

【组成】桂枝、芍药、生姜、甘草、大枣、麻黄、杏仁。

【功用】发汗解表，调和营卫。

【主治】用于太阳病发热恶寒，热多寒少。

【方歌】桂枝麻黄各半汤，杏草芍药与枣姜；

发汗解表调营卫，擅治太阳热寒少。

26. 桂枝芍药知母汤《金匮要略》

【组成】桂枝、芍药、甘草、麻黄、生姜、白术、知母、防风、附子。

【功用】祛风散寒，温阳化湿。

【主治】历节。肢体疼痛肿大，脚肿如脱，身体消瘦，头眩短气，泛泛欲吐或发热，舌淡苔白，脉沉细。

【方歌】桂枝芍药知母汤，甘草生姜与麻黄；

白术防风炮附子，寒热错杂此方良。

27. 桂枝汤《伤寒论》

【趣记】大国降制药（注解：大枣、国老、姜、桂枝、芍药）。

【组成】桂枝、芍药、甘草、生姜、大枣。

【功用】解肌发表，调和营卫。

【主治】外寒风寒。头痛发热，汗出恶风，鼻鸣干呕，苔白不渴，脉浮缓或浮弱者。

【方歌】桂枝汤治太阳风，芍药甘草姜枣同；

解肌发表调营卫，表虚自汗正宜用。

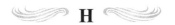

1. 还阴救苦汤《原机启微》

【组成】升麻、苍术、炙甘草、柴胡、防风、羌活、细辛、藁本、川芎、桔梗、归尾、黄连、黄芩、黄柏、知母、生地黄、连翘、龙胆草、红花。

【功用】升阳化滞，益阴泻热，活血除湿。

【主治】治目久病，白睛微变青色，黑睛稍带白色，黑白之间，赤环如带，视物不明，昏如雾露中，睛白高低不平，色不光泽，口干舌苦，眵多羞涩。

【方歌】还阴救苦羌升麻，防翘细薰芩连加；

　　　　知柏芎柴苍地草，归身龙胆桔红花。

2. 海桐皮汤《医宗金鉴》

【组成】海桐皮、透骨草、乳香、没药、当归、川椒、川芎、红花、威灵仙、白芷、甘草、防风。

【功用】活络止痛。

【主治】一切跌打损伤，筋翻骨错证。

【方歌】海桐皮汤透骨草，乳没归芎红花椒；

　　　　威灵甘草防白芷，舒筋活络伤痛消。

3. 海藻玉壶汤《外科正宗》《医宗金鉴》

【趣记】活熊想归山，"二皮""二海"连昆草（注解：活芎象归–，"二皮""二海"连昆草）。

【组成】海藻、贝母、陈皮、昆布、青皮、川芎、当归、半夏、连翘、甘草节、独活、海带。

【功用】化痰软坚，消散瘿瘤。

【主治】治瘿瘤初起，或肿或硬，或赤或不赤，但未破者。

【方歌】海藻玉壶汤青陈，翘贝芎归昆布评；

　　　　半夏独活并甘草，海带煎来效有灵。

4. 蒿芩清胆汤《重订通俗伤寒论》

【趣记】青竹茹碧玉，黄芩夏枳陈。

【组成】青蒿脑、淡竹茹、仙半夏、赤茯苓、青子芩、生枳壳、陈皮、碧玉散。

【功用】清胆利湿，和胃化痰。

【主治】少阳湿热痰浊证。寒热如疟，寒轻热重，口苦膈闷，吐酸苦水，或呕黄涎而黏，甚则干呕呃逆，胸胁胀痛，舌红苔白腻，间现杂色，脉数而右滑左弦者。

【方歌】蒿芩清胆夏竹茹，碧玉赤苓枳陈辅；

清胆利湿又和胃，少阳湿热痰浊除。

5. 和营止痛汤《伤科补要》

【组成】赤芍、归尾、川芎、苏木、陈皮、乳香、桃仁、续断、乌药、没药、木通、甘草。

【功用】活血通经止痛，祛瘀生新。

【主治】损伤之瘀血肿痛证。

【方歌】和营止痛归尾芍，苏木陈芎乳没草；

桃仁续断乌药通，跌扑损伤此方疗。

6. 河车大造丸《医方集解》

【趣记】人龟牛童天河仲麦地黄柏。

【组成】紫河车、生地黄、天冬、麦冬、杜仲、牛膝、黄柏、龟甲、童便、人参（夏加五味子）。

【功用】滋阴清热，补肾益肺。

【主治】用于肺肾两亏，虚劳咳嗽，骨蒸潮热，盗汗遗精，腰膝酸软。

【方歌】河车大造膝人参，地黄二冬杜柏从；

五味龟甲加童便，补肾益肺咳嗽中。

7. 红灵丹《中医外科学》

【组成】雄黄、乳香、煅月石、青礞石、没药、冰片、火硝、朱砂、麝香。

【功用】活血止痛，消坚化痰。

【主治】痈疽未溃证。

【方歌】红灵丹善治痈疽，雄黄乳没礞月石；

朱砂麝香冰火硝，痈疽未溃可用之。

8. 厚朴温中汤《内外伤辨惑论》

【组成】厚朴、橘皮、甘草、草豆蔻仁、茯苓（去皮）、木香、干姜。

【功用】温中理气，燥湿除满。

【主治】寒湿气滞证。症见脘腹胀满，或客寒犯胃，脘痛时作。

【方歌】厚朴温中陈草苓，干姜草蔻木香停；

　　　　煎服加姜治腹痛，虚寒胀满用皆灵。

9. 虎潜丸《丹溪心法》

【趣记】虎潜黄柏地，陈母姜嫂锁虎归（注解：虎潜黄柏地，陈母姜芍锁虎归）。

【组成】黄柏、龟甲、知母、熟地黄、陈皮、白芍、锁阳、虎骨（代）、干姜。

【功用】滋阴降火，强壮筋骨。

【主治】跌打损伤，血虚气弱，腰胯膝腿疼痛，筋骨酸软无力，步履艰难。

【方歌】虎潜丸中知柏黄，龟甲芍药陈皮方；

　　　　更加干姜与锁阳，滋阴降火筋骨强。

10. 化斑解毒汤《医宗金鉴》

【组成】升麻、石膏、连翘、牛蒡子、人中黄、黄连、知母、玄参、竹叶。

【功用】清热解毒，散风消肿。

【主治】三焦风邪热毒发为丹毒证。

【方歌】化斑解毒热生风，致发丹毒云片红；

　　　　升膏翘蒡中黄等，黄连知母黑参同。

11. 化斑汤《温病条辨》

【趣记】白虎汤＋玄参、犀角。

【组成】石膏、知母、生甘草、玄参、犀角（代）、白粳米。

【功用】清气凉血。

【主治】温病热入气血之证。发热烦躁，外透斑疹，色赤，口渴或不渴，脉数等。

【方歌】化斑汤中纳白虎，玄参犀角共同煮；

　　　　气血两燔发斑证，清气凉血功效出。

12. 化毒除湿汤《疡科心得集》

【组成】归尾、泽兰、薏苡仁、牡丹皮、赤芍、金银花、枳壳、川通草。

【功用】清热利湿。

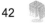

【主治】湿热下注证。

【方歌】化毒除湿归泽兰，薏仁丹皮赤芍兼；

银花枳壳川通草，湿热下注诸病蠲。

13. 化肝煎《景岳全书》

【趣记】化肝青皮芍丹栀，泽泻贝母与陈皮。

【组成】青皮、陈皮、芍药、牡丹皮、栀子（炒）、泽泻、土贝母。

【功用】理气散郁，泄热和胃。

【主治】治肝胃郁热之胁腹疼痛，痛势急迫，有灼热感，心烦易怒，泛酸嘈杂。口干口苦，或见吐血便血，舌红苔黄，脉弦而数。

【方歌】化肝煎治怒伤肝，山栀泽泻陈青丹；

贝芍制酸兼止痛，肝胃郁热服之安。

14. 化积丸《类证治裁》

【组成】三棱、莪术、阿魏、海浮石、香附、雄黄、槟榔、苏木、瓦楞子、五灵脂。

【功用】活血化瘀，消积止痛。

【功用】通治五积（肝之积名曰肥气，心之积名曰伏梁，脾之积名曰痞气，肺之积名曰息贲，肾之积名曰贲豚。后世称为五积），成形坚久。腹内结块，按之觉硬，舌青紫，脉弦滑。

【方歌】化积丸用阿魏榔，棱莪浮石楞雄黄；

苏木香附五灵脂，活血化瘀功擅长。

15. 化坚二陈丸/汤《医宗金鉴》

【趣记】二陈汤＋僵蚕＋黄连。

【组成】陈皮、半夏、茯苓、僵蚕、川黄连、甘草、荷叶。

【功用】理气化痰。

【主治】治眼胞及周身痰核。痰核结于上下眼胞皮里肉外，其形大者如枣，小者如豆，推之移动，皮色如常，硬肿不痛，由湿痰气郁而成。

【方歌】化坚理气又化痰，二陈汤上蚕连添；

湿痰气郁痰核病，眼胞周身皆可蠲。

16. 化痰通络汤《临床中医内科学》

【组成】茯苓、半夏、生白术、天麻、胆南星、天竺黄、紫丹参、香附、酒大黄。

【功用】活血化瘀，化痰通络。

【主治】冠心病心绞痛（痰浊内阻型），症状为心前区疼痛、胸闷、心悸、气短、形体肥胖、身重乏力、纳呆、苔厚腻、脉弦滑。

【方歌】半夏白术天麻芩，天竺南星丹参醒；

香附酒黄若相配，痰化络通效通效灵。

17. 槐花散《普济本事方》

【趣记】百岁之槐（注解：柏穗枳槐）。

【组成】槐花、侧柏叶、荆芥穗、枳壳。

【功用】清肠止血，疏风行气。

【主治】风热湿毒，壅遏肠道，损伤血络证。便前出血，或便后出血，或粪中带血，血色鲜红或晦暗，舌红，脉数或弦数。

【方歌】槐花散用治便血，柏叶芥穗枳壳协；

风热湿毒壅肠道，清肠疏风行气解。

18. 黄连阿胶汤《伤寒论》

【趣记】黄嫂勤咬鸡子黄（注解：黄芍芩胶鸡子黄）。

【组成】黄连、黄芩、芍药、阿胶、鸡子黄。

【功用】清热养阴，除烦安神。

【主治】少阴病，热灼真阴，心火上亢，心中烦，不得卧，咽干口燥，舌红少苔，脉沉细数。

【方歌】黄连阿胶鸡子黄，黄芩白芍合成方；

水亏火炽烦不眠，滋阴降火自然康。

19. 黄连解毒汤《外台秘要》引《崔氏方》《肘后方》

【趣记】百子练琴（注解：柏子连芩）。

【组成】黄芩、黄连、黄柏、栀子。

【功用】泻火解毒。

【主治】三焦火毒证。大热烦躁，口燥咽干，错语不眠；或热病吐血、衄血；或热盛发斑；或身热下利，或湿热黄疸；或外科痈疡疔毒。小便黄赤，舌红苔黄，脉数有力。

【方歌】黄连解毒芩柏栀，三焦火毒能泻之；

热躁错语不眠用，吐衄斑黄能利痈。

20. 黄连温胆汤《六因条辨》

【组成】黄连、竹茹、枳实、半夏、陈皮、甘草、生姜、茯苓。

【功用】清热化痰。

【主治】痰热内扰，失眠，眩晕，心烦，口苦，舌苔黄腻。

【方歌】黄连温胆夏竹茹，枳实橘红苓草姜；

　　　　痰火扰心善惊者，清心温胆涤痰功。

21. 黄芪桂枝五物汤《金匮要略》

【趣记】姜只要大旗（注释：姜枝药大芪）。

【组成】黄芪、桂枝、芍药、生姜、大枣。

【功用】益气温经，和血通痹。

【主治】血痹重证，身体肌肤麻木不仁，脉微紧。

【方歌】黄芪桂枝五物汤，芍药大枣与生姜；

　　　　益气温经和营卫，血痹风痹功效良。

22. 黄芪建中汤《金匮要略》

【趣记】小建中汤＋黄芪。

【组成】黄芪、芍药、桂枝、炙甘草、生姜、大枣、饴糖。

【功用】温中补气，和里缓急。

【主治】虚劳病，阴阳气血俱虚证。里急腹痛，喜温喜按，形体羸瘦，面色无华，心悸气短，自汗盗汗。

【方歌】黄芪建中芍药多，桂姜甘草大枣和；

　　　　更加黄芪补中脏，中焦虚寒用之瘥。

23. 黄芪汤《千金要方》《金匮翼》

【组成】蜀黄芪、芍药、桂心、人参、大枣、生姜。

【功用】调养荣卫，益气温经，和血通痹。

【主治】气虚性便秘，大便并不硬，虽有便意，但排便困难，便后乏力，面白神疲，脉弱。

【方歌】千金要方黄芪汤，芍药桂心参枣姜；

　　　　调养荣卫兼温经，和血通痹益气良。

24. 黄芩汤《伤寒论》《医宗金鉴》

【趣记】黄嫂要枣（注解：黄芍药枣）。

【组成】黄芩、芍药、甘草、大枣。

【功用】清热止痢，和中止痛。

【主治】痢疾或腹泻。身热不恶寒，腹痛口苦，舌红苔薄黄，脉弦数。

【方歌】黄芩汤中芍草枣，清热止痛止痢好。

25. 黄土汤《金匮要略》

【趣记】黄土地甘，附芩白胶。

【组成】灶心黄土、生地黄、白术、附子、阿胶、黄芩、甘草。

【功用】温阳健脾，养血止血。

【主治】脾阳不足，脾不统血证。大便下血，或吐血、衄血。及妇人崩漏，血色黯淡，四肢不温，神倦无力，口淡不渴，面色萎黄，舌淡苔白，脉沉细无力。

【方歌】黄土汤中术附芩，阿胶甘草地黄并；

便后下血功独擅，吐衄崩中效亦灵。

26. 回阳救急汤《伤寒六书》

【组成】熟附子、干姜、人参、炙甘草、炒白术、肉桂、陈皮、五味子、茯苓、炙半夏。

【功用】回阳救急，益气生脉。

【主治】寒邪直中三阴，真阳衰微证。四肢厥冷，神衰欲寐，恶寒蜷卧，吐泻腹痛，口不渴，甚则身寒颤栗，或指甲口唇青紫，或口吐涎沫，舌淡苔白，脉沉迟无力，甚或无脉。

【方歌】回阳救急用六君，附桂干姜五味寻；

加麝三厘或胆汁，三阴寒厥建奇勋。

27. 回阳玉龙膏《外科正宗》

【组成】草乌、干姜、赤芍、白芷、天南星、肉桂。

【功用】温经活血，散寒化痰。

【主治】用于一切阴证疮疡。治背疽阴病，不肿高，不痛，不发热，不作脓及寒湿流注、鼓风久损、冷痛痹风、诸湿香港脚、手足顽麻、筋骨疼痛，及一切皮色不变，漫肿无头，鹤膝风等，但无皮红肌热者，一概用之，俱有功效。

【方歌】回阳玉龙膏肉桂，白芷干姜仍在位；

草乌赤芍与南星，热酒同调功更倍。

28. 会厌逐瘀汤《医林改错》

【组成】桃仁、红花、甘草、桔梗、生地黄、当归、玄参、柴胡、枳壳、赤芍。

【功用】逐瘀利咽。

【主治】痘疹五六天后饮水即呛证。

【方歌】会厌逐瘀桃红草，桔梗生地当归芍；

玄参柴胡与枳壳，呃逆喉痹喉喑饶。

29. 活络效灵丹《医学衷中参西录》

【趣记】活络笑灵丹，担当乳没香（注解：活络笑灵丹，丹当乳没香）。

【组成】当归、丹参、乳香、没药。

【功用】活血祛瘀，行气止痛。

【主治】气血凝滞证。心腹疼痛，腿臂疼痛，跌打瘀肿，内外疮疡，以及癥瘕积聚等。

【方歌】活络笑灵主丹参，当归乳香没药存；

癥瘕积聚腹中痛，煎服此方可回春。

30. 活血煎《眼科龙木论》

【组成】当归、生地黄、川芎、白芷、羌活、乳香、没药、薄荷、荆芥。

【功用】补肝明目消肿。

【主治】肝虚目赤，赤灌大眦而肿证。

【方歌】活血煎用归芎地，荆薄乳没羌白芷；

补肝明目消肿痛，肝虚目肿赤能医。

31. 活血散瘀汤《外科正宗》

【趣记】活血散瘀大兵苏，兄捎瓜皮逃课归（注解：大槟苏，芎芍栀皮桃壳归）。

【组成】川芎、归尾、赤芍、苏木、牡丹皮、枳壳、瓜蒌仁、桃仁、槟榔、大黄。

【功用】活血下瘀。

【主治】治产后恶露不尽，或经期瘀血作痛，或暴急奔走，或男子杖后瘀血流注，肠胃作痛，渐成内痈，及腹痛大便燥者。

【方歌】活血散瘀汤赤芍，芎归苏木与丹皮；

瓜蒌枳壳桃仁等，槟榔加上大黄随。

32. 活血止痛汤《伤科大成》

【趣记】妖媚苏打香，曾经穿红衫跪地（注解：药没苏打香，赤荆川红三归地）。

【组成】当归、川芎、乳香、苏木末、红花、没药、土鳖虫、紫荆藤、三七、赤芍、陈皮、落得打。

【功用】活血散瘀，消肿止痛。

【主治】跌打损伤，瘀滞肿痛。局部肿痛，按之更甚，或胸胁胀闷疼痛，呼吸不利，或腹部胀痛，大便色黑。

【方歌】活血止痛归川芎，苏木红花乳没陈；

    地鳖紫荆三七粉，赤芍落得打内存。

33. 藿香正气散《太平惠民和剂局方》

【趣记】陈姐服下腹皮草后，想找江苏白蜘蛛（注解：陈桔茯夏腹皮草厚，香枣姜苏白芷术）。

【组成】藿香、紫苏叶、白芷、半夏、陈皮、白术、茯苓、厚朴、大腹皮、桔梗、甘草、生姜、大枣。

【功用】解表化湿，理气和中。

【主治】外感风寒，内伤湿滞。霍乱吐泻，发热恶寒，头痛，胸膈满闷，脘腹疼痛，恶心呕吐，肠鸣泄泻，舌苔白腻，以及山岚瘴疟等。

【方歌】藿香正气腹皮苏，甘桔陈苓术朴具；

    夏曲白芷加姜枣，风寒暑湿并能除。

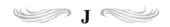

J

1. 鸡鸣散《伤科补要》

【组成】归尾、桃仁、大黄。

【功用】活血化瘀。

【主治】胸腹蓄血证。

【方歌】伤科补要鸡鸣散，归尾桃仁加大黄；

活血止痛化瘀血，胸腹蓄血服之康。

2. 己椒苈黄丸《金匮要略》

【组成】防己、椒目、葶苈子、大黄。

【功用】攻逐水饮，利水通便。

【主治】水饮内结胸间，腹满便秘，肠鸣辘辘，小便不利，口干舌燥，脉沉弦。

3. 济川煎《景岳全书》

【趣记】智者骑马，从容西归（注解：枳泽骑麻，苁蓉膝归）。

【组成】当归、牛膝、肉苁蓉、泽泻、升麻、枳壳。

【功用】温肾益精，润肠通便。

【主治】肾虚气弱。大便不通，小便清长，腰酸背冷，手足不温，舌红苔薄黄，脉沉弱。

【方歌】济川归膝肉苁蓉，泽泻升麻枳壳从；

阴虚血热肠中燥，滋阴养血便自通。

4. 济生肾气丸（又名加味肾气丸）《济生方》

【趣记】肾气丸＋车牛膝。

【组成】官桂、附子、白茯苓、泽泻、牡丹皮、山药、熟地黄、山茱萸、车前子、川牛膝。

【功用】温阳补肾利水。

【主治】肾虚腰重，脚肿，小便不利。

【方歌】肾气丸补肾阳虚，六味地黄附桂君；

腰疼脚软停痰水，脚气消渴转胞宜。

5. 加减木防己汤《温病条辨》

【趣记】木防己汤–人参＋杏仁、滑石、白通草、薏苡仁。

【组成】成防己、桂枝、石膏、杏仁、滑石、白通草、薏苡仁。

【功用】清暑祛湿。

【主治】暑湿痹证。

【方歌】木防己汤用桂枝，石膏加入四般施；

膈间支饮心下痞，补虚散饮行郁滞；

再加杏滑薏通草，清暑祛湿痹证医。

6. 加味桔梗汤《医学心悟》

【组成】桔梗、甘草、贝母、橘红、金银花、薏苡仁、葶苈子、白及。

【功用】排脓解毒。

【主治】肺痈溃脓期。

【方歌】加味桔梗去芦头，白及橘红甜葶苈；

贝母苡仁甘草节，再加银花祛肺脓。

7. 加味羌活汤《痘疹会通》

【组成】羌活、防风、升麻、柴胡、当归、川芎、藁本、细辛、黄芩、白菊花、蔓荆子。

【功用】祛风散寒除湿，消肿止痛。

【主治】①痘后面目浮肿；②肩关节周围炎。

【方歌】加味羌活防风芎，麻柴归藁细芩菊；

风寒湿肿加蔓荆，痘后肩痛服之轻。

8. 加味乌药汤《济阴纲目》

【趣记】湘江无人草糊香（注解：香姜乌仁草胡香）。

【组成】香附、乌药、砂仁、延胡索、甘草、木香、生姜。

【功用】行气活血，调经止痛。

【主治】气滞血瘀寒凝之经前腹痛证。

【方歌】加味乌药汤砂仁，延草木香香附伦；

行气活血调经痛，经前胀痛效堪珍。

9. 加味逍遥散《审视瑶函》

【趣记】逍遥散＋丹栀。

【组成】当归、芍药、茯苓、白术、柴胡、牡丹皮、栀子、甘草、薄荷、烧生姜。

【功用】养血健脾，疏肝清热。

【主治】肝郁血虚，内有郁热证。潮热，烦躁易怒，或自汗盗汗，或头痛目涩，或颊赤口干，或月经不调，少腹胀痛，或小便涩痛，舌红苔薄黄，脉弦虚数。

【方歌】逍遥散中当归芍，柴苓术草加姜薄；
疏肝养血又健脾，肝郁血虚脾气弱；
加味逍遥用丹栀，调经解郁此方施。

10. 健步虎潜丸《伤科补要》

【组成】龟胶、鹿角胶、制虎骨（代）、何首乌、川牛膝、杜仲、锁阳、威灵仙、当归、黄柏、人参、羌活、白芍、白术、熟地黄、附子、黄连、生姜、甘草。

【功用】舒筋止痛，活血补气，健旺精神。

【主治】跌打损伤，血虚气弱，腰胯膝腿疼痛，筋骨酸软无力，步履艰难。

【方歌】健步虎潜归首乌，锁膝地芍虎骨酥；
参鹿杜威术附羌，生姜黄柏龟甲珠。

11. 健脾丸《医方集解》

【趣记】陈实人参术三仙。

【组成】人参、炒白术、陈皮、炒麦芽、山楂、枳实。

【功用】开胃健脾。

【主治】治脾虚气弱，饮食不消。脾胃虚弱引起的食欲不振，胸腹胀满，大便溏泻。

【方歌】健脾参术与陈皮，枳实山楂麦芽随；
曲糊作丸米饮下，消补兼行胃弱宜。

12. 健脾丸《证治准绳》

【趣记】黄山四君子，想（香）杀（砂）山神卖陈肉。

【组成】黄连、山药、人参、茯苓、炒白术、甘草、木香、砂仁、炒神曲、炒麦芽、陈皮、肉豆蔻。

【功用】健脾和胃，消食止泻。

【主治】脾虚停食证。食少难消，脘腹痞闷，大便溏薄，苔腻微黄，脉象虚弱。

【方歌】健脾参苓术草陈，肉蔻香连合砂仁；

楂肉山药曲麦炒，消补兼施此方寻。

13. 健脾益气汤《太平惠民和剂局方》

【组成】人参、白术、白茯苓、陈皮、白芍、苍术、干姜、诃子、肉豆蔻、升麻、炙甘草。

【功用】益气健脾，温中止泻。

【主治】气虚泄泻，饮食入胃不佳，完谷不化者。

【方歌】健脾益气用四君，陈芍苍姜诃蔻升；
　　　　益气健脾温止泻，气虚泄泻有良功。

14. 交泰丸《医方集解》

【组成】黄连、肉桂。

【功用】交通心肾。

【主治】心肾不交，怔忡不寐证。

【方歌】心肾不交交泰丸，一份桂心十份连；
　　　　怔忡不寐心阳亢，心肾交时自可安。

15. 胶艾汤《金匮要略》

【趣记】胶艾炒（草）四物。

【组成】阿胶、艾叶、甘草、当归、川芎、芍药、生地黄。

【功用】养血止血，调经安胎。

【主治】妇人冲任虚损，崩漏下血，月经过多，淋漓不止；或产后损伤冲任，下血不绝；或妊娠胞阻，胎漏下血，腹中疼痛。

【方歌】胶艾汤中四物先，更加炙草一同煎；
　　　　暖宫养血血行缓，胎漏崩中自可痊。

16. 接骨紫金丹《杂病源流犀烛》

【组成】硼砂、乳香、没药、血竭、大黄、归尾、骨碎补、自然铜、土鳖虫。

【功用】祛瘀止痛，接骨续筋。

【主治】跌打损伤，骨折瘀滞。症见局部肿痛，甚或昏迷不省人事，瘀血攻心发热。

【方歌】接骨紫金丹煅铜，乳香没药土鳖虫；
　　　　碎补大黄归竭硼，祛瘀续骨止疼痛。

17. 解语丹《妇人大全良方》

【趣记】南昌抢天麻，志向冲百富（注解：南菖羌天麻，志香虫白附）。

【组成】南星、石菖蒲、羌活、天麻、远志、木香、全蝎、白僵蚕、炮白附子、甘草。

【功用】开窍化痰，通络息风。

【主治】心脾受风，言语謇涩，涎唾溢盛证。

【方歌】解语丹是程氏方，天麻全蝎附僵菖；
　　　　羌星远志木香草，风痰瘀阻服之康。

18. 金黄膏/散《医宗金鉴》

【组成】天花粉、姜黄、白芷、苍术、天南星、甘草、大黄、黄柏、厚朴、陈皮、麻油、黄丹。

【功用】清热解毒，散瘀消肿。

【主治】各种无名肿毒及乳痈、湿疮、丹毒诸证。

【方歌】金黄膏药用天花，姜柏黄丹白芷加；
　　　　苍术南星厚朴陈，甘草大黄磨油麻。

19. 金匮肾气丸《金匮要略》

【趣记】地八山山四，丹苓泽泻三。

【组成】熟地黄、山茱萸、山药、泽泻、牡丹皮、茯苓、肉桂、熟附片。

【功用】温补肾阳。

【主治】肾阳不足，命门火衰证。腰痛脚软，下半身常有冷感，少腹拘急，小便不利，或小便反多，以及痰饮咳喘，消渴，脚气，水肿，久泻，妇人转胞，舌淡而胖，脉虚弱，尺部沉微。

【方歌】金匮肾气治肾虚，熟地淮药及山萸；
　　　　丹皮苓泽加桂附，引火归原热下趋。

20. 金铃子散《素问病机气宜保命集》《太平圣惠方》

【趣记】连锁反应（注解：金铃子又名川楝子）。

【组成】金铃子、延胡索（玄胡）。

【功用】疏肝泄热，活血止痛。

【主治】肝气郁滞，气郁化火，胁肋胀痛，或疝气痛，或痛经，时发时止，烦躁不安，舌红苔黄，脉弦或数。

【方歌】金铃子散止痛方，玄胡酒调效更强；
　　　　疏肝泄热行气血，心腹胸肋痛经匡。

21. 金水六君煎《景岳全书》

【趣记】二陈汤＋当归、熟地。

【组成】当归、熟地黄、陈皮、半夏、茯苓、炙甘草、生姜。

【功用】养阴化痰，肺肾兼顾。

【主治】肺肾虚阴，湿痰内盛，咳嗽呕恶，喘逆多痰。舌质红，苔白滑或薄腻。

【方歌】金水六君用二陈，再加熟地姜归身；
　　　　别称神术丸苍术，大枣芝麻停饮珍。

22. 金锁固精丸《医方集解》

【趣记】金锁固牡龙，二莲实吉利[注解：金锁固牡龙，二莲（莲须、莲子粉）实蒺藜]。

【组成】芡实、莲须、沙苑蒺藜、龙骨、牡蛎。

【功用】补肾涩精。

【主治】肾虚所致的遗精滑泄，盗汗，腰酸，耳鸣，四肢倦怠，舌淡苔白，脉细弱。

【方歌】金锁固精芡莲须，蒺藜龙骨与牡蛎；
　　　　莲粉糊丸盐汤下，补肾涩精止滑遗。

23. 荆防败毒散《摄生众妙方》

【趣记】金传杰放毒草，抢钱财灵芝（注解：荆川桔防独草，羌前柴芩枳）。

【组成】荆芥、防风、甘草、茯苓、川芎、羌活、独活、柴胡、前胡、枳壳、桔梗。

【功用】发汗解表，消疮止痛。

【主治】外感风寒湿邪，出现恶寒、发热、无汗、剧烈头痛、肌肉关节酸痛，舌苔白腻，脉浮或浮数者。本方亦可用于痢疾、疮疡具有风寒湿表证者。

【方歌】荆防败毒草苓芎，羌独柴前枳桔同；
　　　　外感身痛头项重，散寒祛湿并祛风。

24. 九味羌活汤《此事难知》

【趣记】川羌草地白苍苍，细风吹得黄芩长。

【组成】川芎、羌活、甘草、生地黄、白芷、苍术、细辛、防风、黄芩。

【功用】发汗祛湿，兼清里热。

【主治】外感风寒湿邪，内有蕴热证。恶寒发热，无汗，头痛项强，肢体酸楚疼痛，口苦微渴，舌苔白或微黄，脉浮。

【方歌】九味羌活用防风，细辛苍芷与川芎；

　　　　黄芩生地同甘草，分经论治宜变通。

25. 九一丹《医宗金鉴》

【组成】熟石膏、黄灵药。

【功用】提脓拔毒，祛腐生肌。

【主治】一切脓腐未尽的溃疡。

【方歌】九一丹提脓拔腐，黄灵药熟石膏辅。

26. 菊花决明散《证治准绳》

【组成】草决明、石决明、木贼草、防风、羌活、蔓荆子、甘菊花、炙甘草、川芎、石膏、黄芩。

【功用】疏风清热，凉肝明目。

【主治】目病日久，白睛微变青色，黑睛微白，黑白之间赤环如带，视物不明，昏如雾露中，睛白高低不平，其色不泽，口干舌苦，眵多羞涩。

【方歌】菊花决明散防风，木贼草羌石芩芎；

　　　　凉肝疏风又清热，目病日久眵羞涩。

27. 橘皮竹茹汤《金匮要略》

【趣记】橘皮竹茹草，人参生姜枣。

【组成】橘皮、竹茹、人参、甘草、大枣、生姜。

【功用】降逆止呃，益气清热。

【主治】胃虚有热之呃逆。呃逆或干呕，舌红嫩，脉虚数。

【方歌】橘皮竹茹治呕逆，人参甘草枣姜益；

　　　　胃虚有热失和降，久病之后更相宜。

28. 举元煎《景岳全书》

【趣记】白人骑老马（注解：白人芪甘麻）。

【组成】白术、人参、炙黄芪、炙甘草、升麻。

【功用】益气举陷。

【主治】气虚下陷，内脏下垂及血崩血脱，亡阳垂危。

【方歌】举元煎中芪草升，更加白术与人参；

　　　　气虚下陷亡阳证，血脱血崩力能任。

29. 蠲痹汤《百一选方》

【组成】羌活、片姜黄、当归、黄芪、赤芍、防风、炙甘草、生姜、大枣。

【功用】益气活血，祛风除湿，宣畅营卫。

【主治】气血两亏之风痹，项背拘急，肩肘痹痛，手足麻痹举动艰难等证。

【方歌】蠲痹汤中片姜黄，羌归芪草赤芍防；

　　　　祛风除湿益营卫，风痹体痛功见长。

30. 蠲痹汤《医学心悟》

【组成】羌活、桂心、独活、秦艽、川芎、当归、乳香、木香、甘草、桑枝、海风藤。

【功用】祛风除湿，蠲痹止痛。

【主治】风寒湿痹证。

【方歌】程氏蠲痹汤桂羌，独艽芎归乳木香；

　　　　甘草桑枝海风藤，风寒湿邪均能匡。

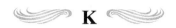

K

1. 开郁种玉汤《傅青主女科》

【组成】白芍（酒炒）、香附（酒炒）、当归（酒洗）、白术（炒）、牡丹皮（酒洗）、茯苓、天花粉。

【功用】疏肝解郁，调经种子。

【主治】肝郁不孕。婚后多年未孕，月经先后不定期，或延期，量少不畅，经前乳房作胀，经来少腹胀痛，精神抑郁不安，苔薄脉弦。

【方歌】开郁种玉傅氏方，归芍茯苓丹皮藏；
　　　　白术香附天花粉，疏肝解郁功效彰。

2. 咳血方《丹溪心法》

【趣记】咳血只喝青海蜜瓜浆（注解：咳血栀诃青海蜜瓜姜）。

【组成】青黛、瓜蒌仁、诃子、海浮石粉、栀子。

【功用】清肝宁肺，凉血止血。

【主治】肝火犯肺之咳血证。咳嗽痰稠带血，咳吐不爽，心烦易怒，胸胁作痛，咽干口苦，颊赤便秘，舌红苔黄，脉弦数。

【方歌】咳血方中诃子收，瓜蒌海粉山栀投；
　　　　青黛蜜丸口嚼化，咳嗽痰血服之瘳。

3. 孔圣枕中丹《医方集解》

【趣记】龙龟自唱歌（注解：龙龟志菖–）。

【组成】龟甲、龙骨、远志、石菖蒲。

【功用】补肾宁心，益智安神。

【主治】心肾不足而致健忘失眠，心神不安证。

【方歌】孔圣枕中龟甲裹，菖蒲龙骨远志投；
　　　　等分为末酒送服，心肾同补潜安神。

L

1. 黎洞丸《医宗金鉴》

【组成】牛黄、冰片、麝香、阿魏、雄黄、大黄、儿茶、血竭、乳香、没药、三七、天竺黄、藤黄、山羊血。

【功用】开窍豁痰，活血化瘀。

【主治】金疮、跌扑伤，发背，痈疽，恶疮，瘰疬，疯犬咬伤，蜂、蛇、蝎毒等。

【方歌】黎洞金疮跌扑伤，发背痈疽诸恶疮；

　　　　瘰疬刑伤疯犬咬，蜂蛇蝎毒服敷良；

　　　　三七大黄冰麝魏，儿茶天竺竭藤黄；

　　　　羊血雄黄牛乳没，秋露和丸酒化强。

2. 理冲汤《医学衷中参西录》

【组成】黄芪、知母、三棱、莪术、水蛭、当归、桃仁。

【功用】破血消癥，调理冲脉。

【主治】妇女经闭不行，或产后恶露不尽，结为癥瘕，以致阴虚作热，阳虚作冷，食少劳嗽，室女经闭血枯，男子劳瘵，一切脏腑癥瘕积聚，气郁脾弱，满闷痞胀，不能饮食。

【方歌】理冲归芪桃知母，三棱莪术水蛭入；

　　　　破血消癥调冲脉，经闭血枯劳瘵主。

3. 理中汤/丸《伤寒论》《疡医大全》

【趣记】理中参术干姜草。

【组成】人参、干姜、甘草、白术。

【功用】温中祛寒，补气健脾。

【主治】①中焦虚寒，自利不渴，呕吐腹痛，不欲饮食，以及霍乱等。②阳虚失血。③小儿慢惊，病后喜唾涎沫，以及胸痹等由中焦虚寒所致者。

【方歌】理中丸主温中阳，人参甘草术干姜；

　　　　吐利腹痛阴寒盛，或加附子更扶阳。

4. 连朴饮《霍乱论》

【趣记】廉颇只吃拌卤脯（注解：连朴栀豉半芦蒲）。

【组成】川黄连、厚朴、焦栀、香豉、制半夏、芦根、石菖蒲。

【功用】清热化湿，理气和中。

【主治】湿热霍乱。上吐下泻，胸脘痞闷，心烦躁扰，小便短赤，舌苔黄腻，脉滑数等。

【方歌】连朴饮用香豆豉，菖蒲半夏焦山栀；
　　　　芦根厚朴黄连入，湿热霍乱此方施。

5. 连翘败毒散《医方集解》

【组成】连翘、金银花、茯苓、甘草、枳壳、桔梗、柴胡、前胡、羌活、独活、川芎、薄荷、生姜、荆芥、防风。

【功用】清热解毒，消散痈肿。

【主治】痈疽、疔疮、乳痈，及一切无名肿毒，初期憎寒壮热，头痛拘急者。

【方歌】荆防银翘柴前胡，茯苓桔梗羌独活；
　　　　薄荷生姜芎草壳，连翘败毒散瘀毒。

6. 良附丸《良方集腋》

【组成】高良姜、香附。

【功用】行气疏肝，祛寒止痛。

【主治】气滞寒凝证。胃脘疼痛，胸闷胁痛，畏寒喜热，苔白脉弦，以及妇女痛经等。

【方歌】良附丸用醋香附，良姜酒洗加盐服；
　　　　米饮姜汁同调下，心脘胁痛一齐除。

7. 凉膈清肠散/汤《证治准绳》

【组成】当归、川芎、赤芍、生地黄、黄芩、黄连、升麻、荆芥、防风、香附、甘草。

【功用】清热泻火，利湿举陷。

【主治】肛内肿物脱出之湿热下注证。直肠脱出于肛门外，黏膜瘀红、肿胀、疼痛不安，不时努责，脱出日久者，因黏膜坏死而有流血，或有风皮；粪便干结，肚腹胀大，尿液短赤，口色红或红黄，舌津黏，舌苔黄腻，脉濡数。

【方歌】凉膈清肠用四物，荆防芩连及香附；
　　　　升麻甘草再调入，清火利湿挡不住。

8. 凉膈散《太平惠民和剂局方》

【趣记】竹竿支帘，皇甫谣拨琴（注解：竹甘栀连，黄朴蜜薄芩）。

【组成】竹叶、甘草、栀子、连翘、大黄、芒硝、薄荷、黄芩、蜂蜜。

【功用】凉膈泻热。

【主治】上、中二焦火热证。烦躁口渴，面赤唇焦，胸膈烦热，口舌生疮，或咽痛吐衄，便秘溲赤，或大便不畅，以及小儿惊风，舌红苔黄，脉滑数。

【方歌】凉膈硝黄栀子翘，黄芩甘草薄荷饶；

　　　　竹叶蜜煎疗膈上，中焦燥实服之消。

9. 凉血地黄汤《脾胃论》

【趣记】知柏青槐熟地归。

【组成】黄柏、盐知母、青皮、炒槐角、熟地黄、当归。

【功用】凉血滋阴。

【主治】血热阴虚，肠澼下血证。

10. 凉血四物汤《医宗金鉴》

【趣记】四物＋秦岭红尘草（注解：芩苓红陈草）。

【组成】当归、川芎、赤芍、生地黄、酒黄芩、赤茯苓、陈皮、红花、甘草、生姜、五灵脂末、酒。

【功用】凉血调荣，散瘀化滞。

【主治】胃火熏肺，鼻部血液瘀滞之酒渣鼻证。

【方歌】凉血四物渣鼻红，散瘀化滞又调荣；

　　　　芩苓四物陈红草，姜煎酒加五灵入。

11. 两地汤《傅青主女科》

【趣记】两地少交弦脉（注解：两地芍胶玄麦）。

【组成】生地黄、地骨皮、玄参、麦冬、阿胶、白芍。

【功用】滋阴清热。

【主治】肾水不足，虚热内炽。月经先期，量少色红，质稠黏，伴有潮热、盗汗，咽干口燥，舌红苔少，脉细数无力者。

【方歌】两地汤中地骨皮，生地玄麦阿胶齐；

　　　　再加白芍滋阴液，虚热内扰服之宜。

12. 苓甘五味姜辛汤《金匮要略》

【组成】茯苓、甘草、五味子、干姜、细辛。

【功用】温肺化饮。

【主治】寒饮内停。咳嗽痰稀，喜唾，胸满吐逆，舌苔白滑，脉弦滑等。

【方歌】苓甘五味姜辛汤，温阳化饮常用方；
　　　　半夏杏仁均可入，寒痰冷饮保安康。

13. 桂苓甘露饮《宣明论方》

【趣记】憨猪倌责令猪羔滑杆（注解：寒猪官泽苓术膏滑甘）。

【组成】茯苓、滑草、白术、泽泻、官桂、石膏、寒水石、滑石、猪苓。

【功用】清暑解热，化气利湿。

【主治】暑湿证。发热头痛，烦渴引饮，小便不利，霍乱吐下。

【方歌】桂苓甘露猪苓膏，术泽寒水滑石草；
　　　　祛暑清热又利湿，发热烦渴吐泻消。

14. 苓桂术甘汤《伤寒论》《金匮要略》

【组成】茯苓、桂枝、白术、甘草。

【功用】温化痰饮，健脾利湿。

【主治】中阳不足之痰饮病。胸胁支满，目眩心悸，或短气而咳，舌苔白滑，脉弦滑或弦紧。

【方歌】苓桂术甘化饮剂，健脾又温膀胱气；
　　　　饮邪上逆气冲胸，水饮下行眩晕去。

15. 羚角钩藤汤《重订通俗伤寒论》

【趣记】白茹草地丧母，羚角钩藤神花（注解：白茹草地桑母，羚角钩藤神花）。

【组成】生白芍、淡竹茹、生甘草、鲜生地黄、霜桑叶、川贝母、羚角片、双钩藤、茯神、滁菊花。

【功用】凉肝息风，增液舒筋。

【主治】肝热生风证。高热不退，烦闷躁扰，手足抽搐，发为痉厥，甚则神昏，舌绛而干，或舌焦起刺，脉弦而数；以及肝热风阳上逆，头晕胀痛，耳鸣心悸，面红如醉，或手足躁扰，甚则瘛疭，舌红，脉弦数。

【方歌】俞氏羚角钩藤汤，桑菊茯神鲜地黄；

贝草竹茹同芍药，肝风内动急煎尝。

16. 羚羊角汤《医醇賸义》

【组成】羚羊角、白芍、生地黄、龟甲、柴胡、薄荷、夏枯草、蝉蜕、牡丹皮、石决明、菊花、大枣。

【功用】清肝补肾，潜阳祛风。

【主治】肝阳上亢证。头痛如劈，筋脉抽掣，痛连目珠。

【方歌】羚羊角汤芍生地，龟甲柴薄夏蝉衣；

丹皮石决明枣菊，肝阳头痛用之宜。

17. 羚羊角饮子《秘传眼科龙木论》

【组成】羚羊角、人参、茯苓、黑参、黄芩、车前子、知母、细辛、防风、桔梗。

【功用】柔肝息风。

【主治】绿风内障证。

【方歌】羚羊角饮黑人苓，芩车知细防风梗；

清热柔肝又息风，绿风内障服之灵。

18. 六君子汤《和剂局方》《医学正传》《校注妇人良方》《世医得效方》

【组成】党参、白术、茯苓、甘草、半夏、陈皮、生姜、大枣。

【功用】益气健脾，燥湿化痰。

【主治】脾胃气虚，而兼食、痰、气滞所致的痞满、脾胃素虚的妊娠呕吐等证。

【方歌】四君子汤中和义，参术茯苓甘草比；

益以夏陈名六君，健脾化痰又理气。

19. 六磨汤《证治准绳》

【趣记】黄五郎拇指沉（注解：黄乌榔木枳沉）。

【组成】沉香、木香、槟榔、乌药、枳实、大黄。

【功用】顺气行滞，调理肝脾，通便导滞。

【主治】情志失和，肝脾之气郁结导致大便秘结，欲便不得，嗳气频作胸胁痞满，腹中胀痛，纳食减少。

【方歌】肝脾郁结导便秘，准绳六磨服之宜。

沉木二香槟乌枳，大黄加之通便奇。

20. 六味地黄丸《小儿药证直诀》

【趣记】地八山山四，丹苓泽泻三。

【组成】熟地黄、山茱萸、山药、牡丹皮、茯苓、泽泻。

【功用】滋阴补肾。

【主治】肝肾阴虚证。腰膝酸软，头晕目眩，耳鸣耳聋，盗汗、遗精，骨蒸潮热，手足心热，舌燥咽痛，牙齿动摇，足跟作痛，小便淋漓，以及小儿囟门不合，舌红少苔，脉沉细数。

【方歌】六味地黄益肾肝，茱薯丹泽地苓专；

更加知柏成八味，阴虚火旺自可煎。

养阴明目加杞菊，滋阴都气五味先；

肺肾两调金水生，麦冬加入长寿丸。

21. 六味汤《喉科秘旨》

【趣记】六味谨防残羹喝草（注解：六味荆防蚕梗荷草）。

【组成】荆芥、防风、僵蚕、桔梗、薄荷、甘草。

【功用】疏风利咽。

【主治】治咽喉病初起，不论风寒风热，皆可随证加减应用。

【方歌】六味汤中用荆防，桔草薄荷与僵蚕；

外感风寒咽喉病，赶紧煎服保平安。

22. 六一散《伤寒直格》《宣明论方》《医宗金鉴》《伤寒标本心法类萃》

【组成】滑石、甘草。

【功用】清暑利湿。

【主治】暑湿证。身热烦渴，小便不利，或泄泻。

【方歌】六一散用滑石草，清暑利湿有功效；

益元碧玉与鸡苏，砂黛薄荷加之好。

23. 六郁汤《医学入门》

【组成】香附、陈皮、半夏、川芎、苍术、赤茯苓、栀子、砂仁、甘草、生姜。

【功用】燥湿化痰，行气解郁。

【主治】痰湿郁滞，胸膈痞闷，脘腹堵胀，吞酸呕吐，饮食不消，胸脘刺痛、嗳气腹胀等症。

【方歌】六郁汤用苍芎附，甘苓橘半栀砂仁；
　　　　燥湿化痰解气郁，痰滞胸膈脘腹痞。

24. 龙胆泻肝汤《兰室秘藏》《医宗金鉴》《医方集解》《外科正宗》《太平惠民和剂局方》

【组成】龙胆草、柴胡、泽泻、车前子、木通、生地黄、当归。

【功用】清利肝胆湿热。

【主治】肝经实火上攻而成喉口热疮；肝经湿热下注所致小便涩痛，阴部热痒及臊臭。

【方歌】兰室龙胆泻肝汤，柴泽车地归木通；
　　　　肝胆实火循经上，湿热下注力能排。

25. 龙胆泻肝汤《卫生宝鉴》

【组成】龙胆草、黄芩、栀子、柴胡、生甘草、人参、麦冬、天冬、黄连、知母、五味子。

【功用】清泻肝胆实火，清利肝经湿热。

【主治】胆瘅证。

【方歌】卫生宝鉴龙胆汤，清肝利胆湿热攘；
　　　　芩栀柴草参五味，二冬黄连知母囊。

26. 龙胆泻肝汤《医宗金鉴》

【趣记】龙胆草地栀芩，当泻木柴车。

【组成】龙胆草、黄芩、栀子、泽泻、木通、车前子、当归、生地黄、柴胡、生甘草。

【功用】清泻肝胆实火，清利肝经湿热。

【主治】肝胆实火上炎证，症见头痛目赤，胁痛口苦，耳聋、耳肿，舌红苔黄，脉弦数有力；肝经湿热下注证，症见阴肿、阴痒、筋痿阴汗，小便淋浊，或妇女带下黄臭等，舌红苔黄腻，脉弦数有力。

【方歌】龙胆泻肝栀芩柴，生地车前泽泻偕；
　　　　木通甘草当归合，肝经湿热力能排。

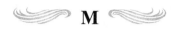

M

1. 麻黄附子细辛汤《伤寒论》

【趣记】新驸马（注解：辛附麻）。

【组成】麻黄、附子、细辛。

【功用】助阳解表。

【主治】素体阳虚外感风寒证。症见发热轻，恶寒重，神疲体倦，脉沉微；暴哑，突发声音嘶哑，甚至失音不语，或咽喉疼痛，恶寒发热，神疲欲寐，舌淡苔白，脉沉无力。

2. 麻黄连翘赤小豆汤《伤寒论》

【趣记】方名＋三（姜草枣）杏桑。

【组成】麻黄、连翘、赤小豆、杏仁、桑白皮、生姜、甘草、大枣。

【功用】解表发汗，清热利湿。

【主治】阳黄兼有表证。发热恶寒，无汗身痒，黄疸色如橘子鲜明，脉浮滑。

【方歌】麻黄连翘赤小豆，桑白杏草姜枣凑；
　　　　宣肺解毒消湿肿，湿热兼表黄疸瘳。

3. 麻黄汤《伤寒论》

【趣记】甘麻杏桂。

【组成】麻黄、桂枝、杏仁、甘草。

【功用】发汗解表，宣肺平喘。

【主治】外感风寒。恶寒发热，头痛身疼，无汗而喘，舌苔薄白，脉浮紧。

【方歌】麻黄汤中用桂枝，杏仁甘草四般施；
　　　　发热恶寒头项痛，喘而无汗服之宜。

4. 麻杏石甘汤《伤寒论》

【组成】麻黄、杏仁、甘草、石膏。

【功用】辛凉疏表，清肺平喘。

【主治】外感风邪，邪热壅肺证。身热不解，咳逆气急，甚则鼻煽，口渴，有汗或无汗，舌苔薄白或黄，脉浮而数。

【方歌】麻杏甘草石膏汤，四药组合有专长；

肺热壅盛气喘急，辛凉疏泄此法良。

5. 麻子仁丸《伤寒论》

【趣记】二人一勺小承气（注解：二仁一芍小承气）。

【组成】麻子仁、芍药、枳实、大黄、厚朴、杏仁。

【功用】润肠泄热，行气通便。

【主治】肠胃燥热，脾约便秘证。大便干结，小便频数。

【方歌】麻子仁丸治脾约，枳朴大黄麻杏芍；

土燥津枯便难解，肠润热泻诸症却。

6. 麦门冬汤《金匮要略》

【趣记】人早卖炒虾米。（注解：人枣麦草夏米）

【组成】麦冬、半夏、人参、甘草、粳米、大枣。

【功用】清养肺胃，降逆下气。

【主治】虚热肺痿。咳嗽气喘，咽喉不利，咳痰不爽，口干咽燥，手足心热，舌干红少苔，脉虚数；胃阴不足证。呕吐，纳少，恶逆，口渴咽干，舌红少苔，脉虚数。

【方歌】麦门冬汤用人参，甘枣粳米半夏存。

肺痿咳逆因虚火，清养肺胃此方宗。

7. 麦味地黄丸《寿世保元》

【组成】麦冬、五味子、熟地黄、山药、山茱萸、泽泻、茯苓、牡丹皮。

【功用】滋补肺肾。

【主治】肺肾阴虚，或喘或咳者。

【方歌】六味地黄加麦味，咳喘盗汗皆能挽。

8. 明目地黄丸《审视瑶函》

【趣记】六味地黄丸＋柴茯归味。

【组成】熟地黄、山茱萸、生地黄、山药、泽泻、牡丹皮、柴胡、茯神、当归身、五味子。

【功用】滋阴补肝肾，益精明目。

【主治】肾虚阴亏，目暗不明，视物模糊不清，视力减退。

【方歌】明目地黄益肾肝，生熟二地五味丹；

柴胡山萸与泽泻，茯神归身山药掺。

9. 牡蛎散《太平惠民和剂局方》

【趣记】骑马卖牡蛎（注解：芪麻麦牡蛎）。

【组成】黄芪、麻黄根、牡蛎、小麦。

【功用】益气固表，敛阴止汗。

【主治】自汗、盗汗。常自汗出，夜卧更甚，心悸惊惕，短气烦倦，舌淡红，脉细弱。

【方歌】牡蛎散内用黄芪，小麦麻根合用宜；

　　　　卫虚自汗或盗汗，固表收敛见效奇。

10. 木香槟榔丸《儒门事亲》

【趣记】俏郎清晨牵牛卧，香妇白脸牧黄鹅（注解：壳榔青陈牵牛卧，香附柏连木黄莪）。

【组成】木香、槟榔、青皮、陈皮、莪术、黄连、黄柏、大黄、香附子、牵牛子、枳壳。

【功用】行气导滞，攻积泻热。

【主治】湿热积滞证。脘腹痞满胀痛，或泄泻痢疾，里急后重，或大便秘结，舌苔黄腻，脉沉实。

【方歌】木香槟榔青陈枳，黄柏黄连莪术齐；

　　　　大黄黑丑兼香附，泻痢后重热滞宜。

11. 木香顺气散《沈氏尊生书》

【组成】木香、砂仁、香附、槟榔、甘草、陈皮、厚朴、枳壳、苍术、青皮。

【功用】行气化湿，健脾和胃。

【主治】湿浊阻滞气机，胸膈痞闷，脘腹胀满，呕吐恶心，嗳气纳呆。

【方歌】木香顺气青陈朴，芎苍枳壳与香附；

　　　　砂仁桂心乌药草，肝郁气滞此方好。

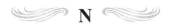

1. 宁血汤《中医眼科学》

【趣记】宁血胶地用四白，旱鹤侧栀出血来。

【组成】仙鹤草、墨旱莲、生地黄、栀子炭、白芍、白及、白蔹、侧柏叶、阿胶、白茅根。

【功用】清热养阴，凉血止血。

【主治】血热眼内出血证。

【方歌】宁血汤中栀生地，白芍白蔹及白及；

　　　　阿胶仙鹤侧柏叶，茅根旱莲能止血。

2. 宁志膏《太平惠民和剂局方》

【趣记】人旱杀乳香（注解：人枣砂乳香）。

【组成】酸枣仁、人参、朱砂、乳香。

【功用】宁心安神。

【主治】治心脏亏虚，神志不宁，恐怖惊惕，常多恍惚，易于健忘，睡卧不宁，夜多噩梦。

3. 牛蒡解肌汤《疡科心得集》

【趣记】担心胡伯母跳入山旁枯井里（注解：丹参斛薄牡翘入山栀子蒡枯荆里）。

【组成】牛蒡子、薄荷、荆芥、连翘、栀子、牡丹皮、石斛、玄参、夏枯草。

【功用】疏风清热，凉血消肿。

【主治】头面风热，颈项痰毒，风热牙痛诸证。

【方歌】牛蒡解肌翘丹栀，夏枯荆薄石斛玄；

　　　　疏风清热又散肿，牙痛颈毒皆可医。

4. 牛黄清心丸《痘疹世医心法》

【趣记】牛黄金砂芩连栀。

【组成】牛黄、朱砂、黄连、黄芩、栀子、郁金。

【功用】清热解毒，开窍安神。

【主治】温邪内陷，热入心包，身热，神昏谵语，烦躁不安，以及小儿高热惊厥，中风窍闭，舌质红绛，脉细数。

【方歌】牛黄清心丸最精，芩连栀子郁砂用；

热入心包神昏迷，清热开窍亦治惊。

5. 暖肝煎《景岳全书》

【趣记】将领当回关，乌狗香暖肝（注解：姜苓当茴官，乌枸香暖肝）。

【组成】当归、枸杞子、小茴香、肉桂、乌药、沉香、茯苓。

【功用】温补肝肾，行气止痛。

【主治】肝肾不足，寒滞肝脉证。睾丸冷痛，或小腹疼痛，疝气痛，畏寒喜暖，舌淡苔白，脉沉迟。

【方歌】暖肝煎中杞茯归，茴沉乌药合肉桂；

下焦虚寒疝气痛，温补肝肾此方推。

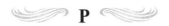

P

1. 枇杷清肺饮《医宗金鉴·外科心法要诀》

【组成】人参、枇杷叶、甘草、黄连、桑白皮、黄柏。

【功用】清肺泄热。

【主治】肺风粉刺。初起为小丘疹，局部红肿疼痛，破后形成白粉汁样物，日久干燥，形如白屑。

【方歌】枇杷清肺枇杷叶，参草黄连桑白皮；

　　　　黄柏同煎食远服，肺风粉刺尽皆宜。

2. 平胃散《太平惠民和剂局方》《简要济众方》

【趣记】甘术皮厚。

【组成】苍术、厚朴、陈皮、甘草。

【功用】燥湿运脾，行气和胃。

【主治】湿滞脾胃证。脘腹胀满，不思饮食，口淡无味，呕吐恶心，嗳气吞酸，肢体沉重，怠惰嗜卧，常多自利，舌苔白腻而厚，脉缓。

【方歌】平胃散用朴陈皮，苍术甘草四味齐；

　　　　燥湿宽胸消胀满，调胃和中此方宜。

3. 普济消毒饮《东垣十书》《东垣试效方》《景岳全书》

【组成】牛蒡子、黄芩、黄连、玄参、连翘、板蓝根、马勃、桔梗、陈皮、僵蚕、升麻、柴胡、薄荷、甘草。

【功用】疏风散邪，清热解毒。

【主治】大头瘟。症见恶寒发热，头面红肿灼痛，目不能开，咽喉不利，舌燥口渴，舌红苔白兼黄，脉浮数有力。

【方歌】普济消毒蒡芩连，甘桔蓝根勃翘玄；

　　　　升柴陈薄僵蚕入，大头瘟毒服之痊。

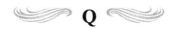
1. 七宝美髯丹《医方集解》引邵应节方

【趣记】欺负牛兔当何故（注解：杞茯牛菟当何骨）。

【组成】枸杞子、茯苓、牛膝、菟丝子、当归、何首乌、补骨脂。

【功用】滋补肝肾，填精养血。

【主治】肝肾不足所致的须发早白，齿牙动摇，梦遗滑精，崩漏带下，腰膝酸软等症。

【方歌】七宝美髯何首乌，菟丝牛膝茯苓俱；

　　　　骨脂枸杞当归合，专益肝肾精血虚。

2. 七福饮《景岳全书》

【趣记】老人远地早（枣）归住（术）。

【组成】熟地黄、当归、人参、白术、炙甘草、远志、酸枣仁。

【功用】气血双补，养心健脾。

【主治】心脾气血俱虚之心神不安，心悸失眠诸证。

【方歌】七福饮中有当归，重用熟地补肾亏；

　　　　参术草能健脾气，远志枣仁安神隧。

3. 七厘散《良方集腋》

【趣记】红花血竭没乳射，害得朱儿冷冰冰（注解：红花血竭没乳麝，害得朱儿冷冰冰）。

【组成】血竭、麝香、冰片、乳香、没药、红花、朱砂粉、儿茶。

【功用】活血散瘀，定痛止血；外敷止血生肌。

【主治】跌打损伤，筋断骨折之瘀血肿痛，或刀伤出血；并治一切无名肿毒，烧伤烫伤等。

【方歌】七厘麝香冰朱砂，乳没血竭茶红花；

　　　　定痛止血消瘀肿，瘀血肿痛服之佳。

4. 杞菊地黄丸《医级》

【趣记】六味地黄丸＋枸杞子、菊花。

【组成】生地黄、山茱萸、茯苓、山药、牡丹皮、泽泻、枸杞子、菊花。

【功用】滋肾养肝明目。

【主治】肝肾阴虚证。两目昏花，视物模糊，或眼睛干涩，迎风流泪等。

【方歌】六味地黄益肾肝，茱薯丹泽地苓专；
更加知柏成八味，阴虚火旺自可煎。
养阴明目加杞菊，滋阴都气五味先；
肺肾两调金水生，麦冬加入长寿丸。

5. 启膈散《医学心悟》

【趣记】启膈郁沙苓，贝糠丹蒂仁。

【组成】沙参、丹参、茯苓、川贝母、郁金、砂仁壳、荷叶蒂、杵头糠。

【功用】通关下气，润燥解郁。

【主治】噎膈。咽下梗塞，噎膈反胃，食入即吐；或朝食暮吐，胃脘胀痛，舌绛少津，大便干结。

【方歌】启膈贝茯郁沙丹，砂仁荷蒂杵糠攒；
理气润燥化痰浊，痰气交阻噎膈安。

6. 千金散《中医外科学》

【组成】制乳香、制没药、轻粉、飞朱砂、煅白砒、赤石脂、炒五倍子、煅雄黄、醋制蛇含石。

【功用】蚀恶肉，化疮腐。

【主治】用于一切恶疮顽肉死腐不脱，以及寻常疣、肉刺、痔瘘等。

【方歌】千金散擅治恶疮，乳没轻砒朱雄黄；
石脂五倍蛇含石，蚀肉化腐功效卓。

7. 千金苇茎汤《备急千金要方》

【组成】苇茎、桃仁、薏苡仁、冬瓜仁。

【功用】清肺化痰，逐瘀排脓。

【主治】肺痈，热毒壅滞，痰瘀互结证。身有微热，咳嗽痰多，甚则咳吐腥臭脓血，胸中隐隐作痛，舌红苔黄腻，脉滑数。本方常用于肺脓肿、大叶性肺炎、支气管炎、百日咳等属肺热痰瘀互结者。

【方歌】苇茎汤方出千金，桃仁薏苡冬瓜仁；

肺痈痰热兼瘀血，化浊排脓病自宁。

8. 牵正散《杨氏家藏方》

【趣记】牵正将服蝎子酒（注解：牵正僵附蝎子酒）。

【组成】白僵蚕、白附子、全蝎。

【功用】祛风化痰止痉。

【主治】风中头面经络。口眼㖞斜，或面肌抽动，舌淡红，苔白。

【方歌】牵正散是杨家方，全蝎僵蚕白附裹；

服用少量热酒下，口眼㖞斜疗效彰。

9. 羌活胜风汤《原机启微》

【趣记】羌活兄独用白纸擒住面前一只吃着荆芥防风在薄柴草梗上的白猪（注解：羌活芎独用白芷芩住面前一枳吃着荆芥防风在薄柴草梗上的白术）。

【组成】白术、枳壳、羌活、川芎、白芷、独活、防风、前胡、桔梗、薄荷、荆芥、甘草、柴胡、黄芩。

【功用】祛风清热。

【主治】风热上扰，眵多，紧涩羞明，赤脉贯睛，头痛鼻塞，肿胀涕泪，脑巅沉重，眉骨酸痛，外翳如云雾、丝缕、秤星、螺盖。暴风客热，风盛目痛。

【方歌】羌活胜风荆防芎，白芷荷前甘桔同；

柴胡芩术羌独枳，目病风盛此方宗；

别有选奇方药简，羌防芩草眉痛用。

10. 羌活胜湿汤《内外伤辨惑论》《脾胃论》

【组成】羌活、独活、川芎、防风、藁本、蔓荆子、甘草。

【功用】祛风解表，胜湿止痛。

【主治】治湿气在表，头痛头重，或腰脊重痛，或一身尽痛，微热昏倦。

【方歌】羌活胜湿羌独用，芎藁蔓荆草防风；

寒湿在表头身重，发表祛湿效力雄。

11. 秦艽汤《圣济总录》

【趣记】轩少爱秦艽当婿（注解：玄芍艾秦艽当续）。

【组成】秦艽、玄参、芍药、艾叶（炙）、白芷、续断、当归。

【功用】活血养血，化瘀生新。

【主治】产后恶露不断证。

【方歌】圣济总录秦艽汤，玄芍艾芷续断归；

产后恶露化瘀血，活血养血用之康。

12. 秦艽丸《医宗金鉴·外科心法要诀》

【趣记】葱当菖秦。

【组成】秦艽、石菖蒲、当归、葱白。

【功用】清热除湿，消肿止痛。

【主治】治妇人阴户忽然肿而作痛者。

【方歌】医宗金鉴秦艽丸，当归葱白石菖蒲；

清热除湿消肿痛，妇人阴户忽肿痛。

13. 青娥丸《摄生众妙方》

【趣记】青鹅知母膝痛，胡拜谢不中（注解：青娥知母膝痛，胡草薢补仲）。

【组成】补骨脂、草薢、杜仲、胡桃肉、黄柏、知母、牛膝。

【功用】滋肾壮阳，强筋止痛，乌须。

【主治】肾虚腰膝疼痛无力，不孕，耳聋，眩晕。

【方歌】青娥草薢杜骨脂，知柏牛膝胡桃肉；

滋肾壮阳强筋骨，亦能乌须兼止痛。

14. 青蒿鳖甲汤《温病条辨》

【趣记】青蒿鳖甲知地丹。

【组成】青蒿、鳖甲、生地黄、知母、牡丹皮。

【功用】养阴透热。

【主治】温病后期，邪伏阴分。夜热早凉，热退无汗，舌红少苔，脉细数。

【方歌】青蒿鳖甲知地丹，热自阴来仔细看；

夜热早凉无汗出，养阴透热服之安。

15. 清肝止淋汤《傅青主女科》

【趣记】芍归来看见牛在嚼摆地上很香的红枣黑小豆皮（注解：芍归来看见牛在胶柏地上很香的红枣黑小豆皮）。

【组成】醋白芍、酒当归、酒生地黄、牡丹皮、黄柏、阿胶、香附、牛膝、红枣、黑小豆。

【功用】养血清肝。

【主治】妇人血虚火旺，带下色红，似血非血，淋漓不断。

【方歌】清肝止淋用芍归，地丹黄柏阿胶随；

　　　　牛膝黑豆香附枣，养血清肝此方最。

16. 清骨散《证治准绳》

【趣记】知青浇草，地鳖胡饮（注解：知青芫草，地鳖胡银）。

【组成】银柴胡、胡黄连、秦艽、鳖甲、地骨皮、青蒿、知母、甘草。

【功用】清虚热，退骨蒸。

【主治】肝肾阴亏，虚火内扰证。骨蒸潮热，或低热日久不退，形体消瘦，唇红颧赤，困倦盗汗，或口渴心烦，舌红少苔，脉细数。

【方歌】清骨散用银柴胡，胡连秦艽鳖甲扶；

　　　　地骨青蒿知母草，骨蒸劳热病自除。

17. 清金化痰汤《东病广要》引《统旨方》

【趣记】母勤快织麦梗被子，橘红发现衣服上漏了（注解：母芩快栀麦草梗贝子，橘红发现衣茯桑蒌了）。

【组成】黄芩、栀子、桔梗、麦冬、桑皮、贝母、知母、瓜蒌仁、橘红、茯苓、甘草。

【功用】清热肃肺，豁痰止咳。

【主治】咳嗽，因火者。咽喉干痛，面赤，鼻出热气，其痰嗽而难出，色黄且浓，或带血丝，或出腥臭。

【方歌】清金化痰黄芩栀，桔梗麦冬桑贝知；

　　　　瓜蒌橘红茯苓草，痰火犯肺咳嗽止。

18. 清经散《傅青主女科》

【趣记】青赤黄丹加二白（白芍、白茯苓）二地（熟地黄、地骨皮）。

【组成】牡丹皮、地骨皮、白芍、熟地黄、青蒿、白茯苓、黄柏。

【功用】养阴清热，凉血调经。

【主治】肾中水亏火旺，阳盛血热，经行先期量多，色紫红，质稠，可伴有心胸烦闷，渴喜冷饮，大便燥结，小便短赤，面色红赤，舌红，苔黄脉滑数。

【方歌】清经散治经多早，清火滋水此方好；

丹皮地骨黄柏芍，茯苓熟地嫩青蒿。

19. 清气化痰丸《医方考》

【趣记】陈皮杏仁拌黄瓜，实在难服（注解：陈皮杏仁半黄瓜，实在南茯）。

【组成】陈皮、杏仁、制半夏、黄芩、瓜蒌仁、枳实、胆南星、茯苓。

【功用】清热化痰，理气止咳。

【主治】痰热内结之咳嗽。痰稠色黄，咳之不爽，胸膈痞闷，甚则气急呕恶，舌质红，苔黄腻，脉滑数。

【方歌】清气化痰星夏橘，杏仁枳实瓜蒌实；

苓苓姜汁糊为丸，气顺火消痰自失。

20. 清热地黄汤《幼科直言》

【趣记】六味地黄丸 + 柴胡、薄荷。

【组成】熟地黄、山茱萸、山药、牡丹皮、白茯苓、泽泻、柴胡、薄荷。

【功用】清热除湿，化瘀止痛。

【主治】小儿白虎历节风证。

【方歌】清热地黄有八味，六味地黄加柴薄；

化瘀止痛清湿热，小儿白虎历节风。

21. 清热化痰汤《证治准绳》

【趣记】升麻桔梗服下花粉与母参加连芩会（注解：升麻桔梗茯下花粉与母参加连芩会）。

【组成】枳实、天花粉、黄芩、黄连、茯苓、贝母、桔梗、玄参、升麻。

【功用】清热化痰。

【主治】上焦有热，痰盛作渴，口舌肿痛证。

【方歌】清热化痰枳花粉，黄芩黄连茯苓参；

贝母升麻与桔梗，气顺火消痰自清。

22. 清热泻脾散《医宗金鉴》

【组成】炒山栀、煅石膏、姜炒黄连、生地黄、黄芩、赤茯苓、灯心草。

【功用】清脾泄热。

【主治】小儿心脾蕴热，致患鹅口，白屑生满口舌，如鹅之口者。

【方歌】山栀苓连灯心草，石膏茯苓生地黄；
　　　　心脾积热循经发，清热泻脾鹅口疮。

23. 清暑汤《外科全生集》

【趣记】银翘花哨，花车卸草（注解：银翘花芍，滑车泻草）。

【组成】连翘、天花粉、赤芍、金银花、甘草、滑石、车前子、泽泻。

【功用】清脾泄热。

【主治】一切暑热，头面生石疖证。

【方歌】外科全生清暑汤，银花滑石甘草翘；
　　　　车前泽泻利湿毒，淡竹花粉与赤芍。

24. 清胃散《脾胃论》

【趣记】脸蛋当心生麻子（注解：连丹当心升麻子）。

【组成】黄连、牡丹皮、当归、生地黄、升麻。

【功用】清胃凉血。

【主治】胃有积热。症见牙龈肿痛，牵引头脑，面颊发热，其齿喜冷恶热；或牙宣出血；或溃烂；或唇舌颊腮肿痛；口气热臭，口干舌燥，舌红苔黄，脉滑数。

【方歌】清胃散用升麻连，当归生地牡丹全；
　　　　或加石膏清胃热，口疮吐衄与牙宣。

25. 清瘟败毒饮《疫疹一得》

【趣记】十母亲住西草原，接连巧生赤皮子（注解：石母芩竹犀草玄，桔连翘生赤皮子）。

【组成】栀子、牡丹皮、连翘、犀角（代）、黄芩、桔梗、甘草、玄参、知母、生石膏、生地黄、黄连、鲜竹叶、赤芍。

【功用】泻火解毒，凉血救阴。

【主治】瘟疫热毒，气血两燔证。大热渴饮，头痛如劈，干呕狂躁，谵语神昏，或发斑，或吐血、衄血，四肢或抽搐，或厥逆，舌绛唇焦，脉沉细而数，或沉数，或浮大而数。

【方歌】清瘟败毒地连芩，丹石栀甘竹叶寻；
　　　　犀角玄翘知芍桔，清邪泻毒亦滋阴。

26. 清心莲子饮《太平惠民和剂局方》

【趣记】麦地草黄人心慌，车子连肉覆路旁（注解：麦地草黄（芩）人参黄（芪），车子莲肉茯–）。

【组成】黄芩、麦冬、地骨皮、车前子、炙甘草、石莲肉、茯苓、黄芪、人参（《医方集解》中有柴胡）。

【功用】清心火，益气阴，止淋浊。

【主治】心火偏旺，气阴两虚，湿热下注证。症见遗精淋浊，血崩带下，遇劳则发；或肾阴不足，口舌干燥，烦躁发热等。

【方歌】清心莲子石莲参，地骨柴胡赤茯苓；

　　　　芪草麦冬车前子，躁烦消渴及崩淋。

27. 清咽利膈汤《外科正宗》

【趣记】二连防牛破坏金银，勤劳织薄的深黄的草网子警戒它（注解：二连防牛朴坏金银，芩劳栀薄的参黄的草网子荆桔它）。

【组成】连翘、栀子、黄芩、薄荷、荆芥、防风、炒牛蒡子、芒硝、甘草、金银花、玄参、大黄、桔梗、黄连。

【功用】清咽利膈，泻火解毒。

【主治】内有积热，咽喉红肿疼痛，痰涎壅盛及乳蛾、喉痹、喉痈、重舌、木舌，或胸膈不利，烦躁饮冷，大便秘结等症。

【方歌】清咽利膈汤翘芩，甘桔荆防薄银；

　　　　大黄牛子黄连等，芒硝加上再玄参。

28. 清营汤《温病条辨》

【趣记】丹麦地黄竹犀连银玄参翘。

【组成】犀角（代）、生地黄、玄参、竹叶心、麦冬、丹参、黄连、金银花、连翘。

【功用】清营解毒，透热养阴。

【主治】热入营分证。身热夜甚，神烦少寐，时有谵语，目常喜开或喜闭，口渴或不渴，或斑疹隐隐，脉数，舌绛而干。

【方歌】清营汤治热传营，身热燥渴眠不宁；

　　　　犀地银翘玄连竹，丹麦清热更护阴。

29. 清燥救肺汤《医门法律》

【趣记】阿麻杏石，甘杷桑叶麦人。

【组成】冬桑叶、石膏、麦冬、杏仁、枇杷叶、阿胶、胡麻仁、人参、甘草。

【功用】清燥润肺，养阴益气。

【主治】温燥伤肺气阴两伤证。头痛身热，干咳无痰，气逆而喘，咽喉干燥，鼻燥，胸满胁痛，心烦口渴，舌干无苔，脉虚大而数。

【方歌】清燥救肺参草杷，石膏胶杏麦胡麻；

经霜收下冬桑叶，清燥救肺效可嘉。

30. 清燥救肺汤《重楼玉钥》

【趣记】贝母悬着丹皮芍药卖薄地草（注解：贝母玄着丹皮芍药麦薄地草）。

【组成】大生地黄、生甘草、玄参、麦冬、贝母、牡丹皮、薄荷、白芍。

【功用】养阴清肺，解毒利咽。

【主治】白喉证。喉间起白如腐，不易拭去，咽喉肿痛，鼻干唇燥。咳或不咳，呼吸有声，似喘非喘，脉数无力或细数。

【方歌】清燥救肺汤八味，地草玄麦丹贝贝；

养阴清肺薄荷芍，解毒利咽白喉溃。

31. 驱风散热饮子《审视瑶函》

【趣记】连翘穿大黄草赤色织的衣服归来，拿枪防牛吃薄荷（注解：连翘川大黄草赤色栀的衣服归来，拿枪防牛吃薄荷）。

【组成】连翘、牛蒡子（炒研）、羌活、防风、川芎、当归尾、大黄、苏薄荷、栀子仁、赤芍、甘草。

【功用】清热降火。

【主治】天行赤热症。目赤痛，或头重，怕日羞明，涕泪交流，老幼相传。

【方歌】祛风散热饮牛蒡，羌防芎归与大黄；

翘荷栀甘赤芍共，天行赤眼此为强。

1. 人参败毒散《太平惠民和剂局方》

【趣记】柴草截纸钱兄服薄姜片二人能活（注解：柴草桔枳前芎服薄姜片二人能活）。

【组成】柴胡、甘草、桔梗、人参、川芎、茯苓、枳壳、前胡、羌活、独活、生姜、薄荷。

【功用】益气解表，散风寒湿。

【主治】伤寒时气，头痛项强，壮热恶寒，身体烦疼，及寒壅咳嗽，鼻塞声重，风痰头痛，呕哕寒热。

【方歌】人参败毒草苓芎，羌独柴前枳桔同；
　　　　生姜薄荷煎汤服，祛寒除湿功效宏。

2. 人参健脾丸/汤《景岳全书》

【趣记】木香药砂芪归枣，参术苓陈加远志。

【组成】人参、麸炒白术、茯苓、山药、陈皮、木香、砂仁、炙黄芪、当归、炒酸枣仁、制远志。

【功用】大补元气，固脱生津，安神。

【主治】治劳伤虚损，食少，倦怠，反胃吐食，大便滑泄，虚咳喘促，自汗暴脱，惊悸，健忘，眩晕头痛，阳痿，尿频，消渴，妇女崩漏，小儿慢惊，及久虚不复，一切气血津液不足之证。

【方歌】人参健脾陈术苓，木香药砂芪归枣；
　　　　大补元气加生津，固脱安神用远志。

3. 人参乌梅汤《温病条辨》

【趣记】审美药炒瓜肉（注解：参梅药草瓜肉）。

【组成】人参、莲子肉、炙甘草、乌梅、木瓜、山药。

【功用】酸甘化阴，健脾止痢。

【主治】久痢伤阴，口渴舌干，微热微咳者。

【方歌】人参乌梅淮山药，木瓜莲肉炙甘草；
　　　　气阴两伤因泻迫，酸甘并用补中焦。

4. 人参五味子汤《幼幼集成》

【趣记】四君子汤＋麦冬、五味子。

【组成】人参、茯苓、炒白术、五味子、麦冬、炙甘草、生姜、大枣。

【功用】健脾益气。

【主治】治久嗽脾虚，中气怯弱，面白唇白者。

【方歌】人参五味汤法良，苓术甘草姜枣藏；

再加麦冬养肺胃，敛肺止咳保安康。

5. 人参养荣（营）汤《太平惠民和剂局方》《三因极一病证方论》

【趣记】十全大补汤-川芎＋陈皮、远志、五味子。

【组成】人参、当归、白芍、黄芪、白术、熟地黄、茯苓、远志、陈皮、炙甘草、五味子、肉桂、生姜、大枣。

【功用】益气补血，养心安神。

【主治】积劳虚损，四肢沉滞，呼吸少气，行动喘咳，小腹拘急，腰背强痛，心虚惊悸，咽干唇燥，饮食无味，阴阳衰弱，多忧惨戚，多卧少起，久者积年，少者百日，渐至羸削，五脏气结，难可振复；又治肺与大肠俱虚，咳嗽下利，喘乏少气，呕吐痰涎等症。

【方歌】人参养荣即十全，除却川芎五味联；

陈皮远志加姜枣，脾肺气血补方先。

6. 润肠丸《沈氏尊生书》

【趣记】纸上地上麻仁桃仁当归（注解：枳-地-麻仁桃仁当归）。

【组成】当归、麻子仁、生地黄、桃仁、枳壳。

【功用】养血润肠通便。

【主治】疮疡阴虚内热，肠燥便结者。

【方歌】润肠丸用归生地，枳壳桃麻两仁合；

劳倦纳呆便秘涩，蜜丸嚼服功效确。

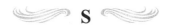

S

1. 三痹汤《妇人良方》

【趣记】独活寄生汤–桑寄生＋生姜、续断、黄芪。

【组成】细辛、防风、独活、秦艽、川牛膝、杜仲、人参、茯苓、甘草、生地黄、当归、白芍、川芎、肉桂心、续断、黄芪、生姜、大枣。

【功用】益气养血，祛风胜湿。

【主治】痹症日久，耗伤气血证。手足拘挛或肢节屈伸不利，或麻木不仁，舌淡，苔白，脉细或涩。

【方歌】独活寄生汤去寄，其他药物姜续芪。

2. 三黄丸《证治准绳》

【趣记】大黄连芩。

【组成】黄连、黄芩、大黄。

【功用】泻火解毒。

【主治】三焦火盛证。

【方歌】泻火解毒三黄丸，黄连黄芩加大黄。

3. 三妙丸（散）《医学正传》

【趣记】三妙藏黄牛（注解：苍黄牛）。

【组成】苍术、黄柏、牛膝。

【功用】清热利湿退肿，引达下焦。

【主治】用于湿热下注之痿痹，足趾湿烂，小溲赤浊；湿热下流，两脚麻木，或如火烙之热证。

【方歌】二妙散中苍柏兼，若云三妙牛膝添；

　　　　四妙再加薏苡仁，湿热下注痿痹痊。

4. 三品一条枪《外科正宗》

【趣记】白矾批评雄黄乳香（注解：白矾砒评雄黄乳香）。

【组成】白矾、砒石、雄黄粉、乳香。

【功用】祛腐拔瘘。

【主治】痔疮，肛瘘，瘿瘤，瘰疬，疔疮，发背，脑疽等。

【方歌】外科三品一条枪，白矾砒石雄乳香；

专攻痔瘘瘰疬疬，祛腐拔瘘功效良。

5. 三仁汤《温病条辨》《太平惠民和剂局方》

【趣记】三人爬竹竿，扑通滑下来（注解：三仁爬竹甘，朴通滑夏来）。

【组成】杏仁、生薏苡仁、白豆蔻仁、滑石、竹叶、通草、厚朴、半夏。

【功用】宣畅气机，清利湿热。

【主治】湿温初起及暑温夹湿之湿重于热证。头痛恶寒，身重疼痛，肢体倦怠，面色淡黄，胸闷不饥，午后身热，舌白不渴，脉弦细而濡等。

【方歌】三仁杏蔻薏苡仁，夏朴通草竹叶存；

加入滑石渗湿热，身重胸闷属湿温。

6. 三石汤《温病条辨》

【趣记】三石如通金银杏（注解：三石茹通金银杏）。

【组成】飞滑石、生石膏、寒水石、杏仁、竹茹（炒）、金银花（花露更妙）、金汁（冲）、白通草。

【功用】清热利湿，宣通三焦。

【主治】治暑湿弥漫三焦，邪在气分。身热汗出，面赤耳聋，胸脘痞闷，下利稀水，小便短赤，咳嗽带血。不甚渴饮，舌质红，苔黄滑，脉滑数。

【方歌】温病条辨三石汤，滑石石膏寒水石。

杏茹银花金汁通，宣通三焦清湿热。

7. 三物备急丸《金匮要略》

【趣记】三物备急黄豆浆（注解：三物备急黄豆姜）。

【组成】大黄、干姜、巴豆。

【功用】攻逐寒积。

【主治】心腹诸卒暴百病，中恶客忤，心腹胀满，卒痛如锥刺，气急口噤，停尸卒死等症。

【方歌】三物备急巴豆研，干姜大黄不需煎。

猝然腹痛因寒积，速投此方急救先。

8. 三子养亲汤《韩氏医通》《皆效方》录自《杂病广要》

【趣记】三子养亲汤，苏芥莱菔方。

【组成】白芥子、紫苏子、莱菔子。

【功用】降气消食，温化痰饮。

【主治】咳嗽喘逆，痰多胸痞，食少难消，舌苔白腻，脉滑。

【方歌】三子养亲痰火方，芥苏莱菔共煎汤；

外台别有茯苓饮，参术陈姜枳实尝。

9. 散瘀和伤汤《医宗金鉴》

【趣记】葱草骨碎夏红鳖。

【组成】番木鳖（油煤去毛）、红花、生半夏、骨碎补、甘草、葱须。

【功用】散瘀和伤。

【主治】一切撞碰损伤，瘀血积聚证。

【方歌】散瘀和伤番木鳖，红花夏骨碎葱草；

散瘀和伤瘀血聚，撞碰损伤服之宜。

10. 桑白皮汤《景岳全书》《圣济总录》

【趣记】夏芩连栀苏杏给桑白贝母。

【组成】桑白皮、贝母、半夏、苏子、杏仁、黄芩、黄连、栀子。

【功用】清肺化痰，止咳平喘。

【主治】痰热壅肺所致的咳嗽声急气促，吐痰黄稠不爽等症。

【方歌】桑白皮汤芩连栀，苏杏贝母半夏施；

痰热郁肺喘咳急，清热化痰勿先知。

11. 桑菊饮《温病条辨》

【趣记】连桑姐为了杏花喝了草汤（注解：连桑桔苇了杏花荷了草汤）。

【组成】桑叶、菊花、连翘、杏仁、薄荷、桔梗、苇根、甘草。

【功用】疏风清热，宣肺止咳。

【主治】风温初起，表热轻证。咳嗽，身热不甚，口微渴，脉浮数。

【方歌】桑菊饮中桔杏翘，芦根甘草薄荷饶；

清疏肺卫轻宣剂，风温咳嗽服之消。

12. 桑螵蛸散《本草衍义》

【趣记】自家仆人，孤身飘荡（注解：志甲蒲人，骨神螵当）。

【组成】远志、龟甲、石菖蒲、人参、龙骨、茯神、桑螵蛸、当归。

【功用】调补心肾，涩精止遗。

【主治】心肾两虚证。小便频数，或尿如米泔色，或遗尿遗精，心神恍惚，健忘，舌淡苔白，脉细弱。

【方歌】桑螵蛸散治便数，参苓龙骨同龟壳；
　　　　菖蒲远志当归入，补肾宁心健忘却。

13. 桑杏汤《温病条辨》

【趣记】傻贝母只吃桑杏梨皮（注解：沙贝母栀豉桑杏梨皮）。

【组成】桑叶、杏仁、沙参、象贝（浙贝母）、香豉、栀皮、梨皮。

【功用】清宣温燥。

【主治】外感温燥证。头痛，身热不甚，口渴，咽干鼻燥，干咳无痰，或痰少而黏，舌红，苔薄白而干，脉浮数而右脉大者。

【方歌】桑杏汤中象贝宜，沙参栀豉与梨皮；
　　　　身热咽干咳痰少，辛凉甘润燥能医。

14. 沙参麦冬汤《温病条辨》

【趣记】沙麦玉竹操扁花草（注解：沙麦玉竹桑扁花草）。

【组成】沙参、麦冬、玉竹、冬桑叶、天花粉、生扁豆、甘草。

【功用】清养肺胃，生津润燥。

【主治】燥伤肺胃阴分，咽干口渴，或身热，或干咳少痰，舌红少苔，脉细数。

【方歌】沙参麦冬扁豆桑，玉竹花粉甘草襄；
　　　　秋燥耗津伤肺胃，咽润干咳最堪尝。

15. 上下相资汤《石室秘录》

【趣记】三参归麦味，茱牛车吃熟葳蕤。

【组成】熟地黄、山茱萸、玉竹（葳蕤）、人参、玄参、沙参、当归、麦冬、北五味、牛膝、车前子。

【功用】养阴清热，固冲止血。

【主治】血崩之后，口舌燥裂，不能饮食。

【方歌】上下相资用三参，归地五味车前追；
　　　　葳蕤麦冬牛膝入，虚热崩漏此方推。

16. 芍药甘草汤《伤寒论》

【组成】芍药、甘草。

S ███████ 85

【功用】酸甘化阴，柔筋缓急。

【主治】脚挛急，筋脉挛急证。

【方歌】伤寒芍药甘草汤，一酸一甘合成方；
　　　　阴液不足脉失养，柔筋缓急筋挛康。

17. 芍药汤《素问病机气宜保命集》

【趣记】芩香连当槟，芍药军官甘。

【组成】芍药、当归、黄连、槟榔、木香、甘草、大黄、黄芩、官桂。

【功用】清热燥湿，调气和血。

【主治】湿热痢。腹痛便脓血，赤白相兼，里急后重，肛门灼热，小便短赤，舌苔黄腻。

【方歌】芍药汤内用槟黄，芩连归桂甘草香；
　　　　重在调气兼行血，里急便脓自然康。

18. 少腹逐瘀汤《医林改错》

【趣记】少腹逐瘀失笑当，胡索芎茴芍桂姜。

【组成】小茴香、干姜、延胡索、没药、当归、川芎、官桂、赤芍、蒲黄、五灵脂。

【功用】活血化瘀，温经止痛。

【主治】寒凝血瘀证。少腹瘀血积块疼痛或不痛，或痛而无积块，或少腹胀满；或经期腰酸少腹胀，或月经一月见三五次，连接不断，断而又来，其色或紫或黑，或有瘀块，或崩漏兼少腹疼痛等症。

【方歌】少腹逐瘀小茴香，玄胡没药芎归姜；
　　　　官桂赤芍蒲黄脂，经暗腹痛快煎尝。

19. 射干麻黄汤《金匮要略》

【趣记】新疆麻花，夏味早晚甘（注解：辛姜麻花，夏味枣菀干）。

【组成】细辛、生姜、麻黄、款冬花、半夏、五味子、大枣、紫菀、射干。

【功用】宣肺祛痰，下气止咳。

【主治】痰饮郁结，气逆喘咳证。咳而上气，痰多清稀，喉中有水鸡声者，苔白，脉滑。

【方歌】喉中咳逆水鸡声，三两干辛款菀行；

　　　　夏味半升枣七粒，姜麻三两破坚城。

20. 身痛逐瘀汤《医林改错》

【趣记】秦川桃花香，羌地牛归没草直发慌（注解：秦川桃花香，羌地牛归没草脂——）。

【组成】秦艽、川芎、桃仁、红花、香附、羌活、地龙、牛膝、当归、没药、甘草、五灵脂。

【功用】活血行气，祛风除湿，通痹止痛。

【主治】气血闭阻经络所致的肩痛、臂痛、腰痛、腿痛、或周身疼痛，经久不愈。

【方歌】身痛逐瘀膝地龙，香附羌秦草归芎；

　　　　黄芪苍柏量加减，要紧五灵没桃红。

21. 参附汤《正体类要》

【组成】人参、附子。

【功用】益气回阳固脱。

【主治】阳气暴脱证。四肢厥逆，冷汗淋漓，呼吸微弱，脉微欲绝。

【方歌】参附汤是救脱方，补气回阳效力彰；

　　　　元气大亏阳暴脱，脉微肢厥自尔康。

22. 参苓白术散《太平惠民和剂局方》

【趣记】枣陈，人苡砂术，桔茯肉草山豆。

【组成】人参、茯苓、白术、薏苡仁、砂仁、桔梗、白扁豆、山药、莲子肉、甘草。

【功用】益气健脾，渗湿止泻。

【主治】脾胃虚弱。食少、便溏，或泻，或吐，四肢乏力，形体消瘦，胸脘闷胀，面色萎黄，舌苔白，质淡红，脉细缓或虚缓。

【方歌】参苓白术四君居，豆苡莲药砂桔俱；

　　　　健脾渗湿能止泻，培土生金保肺宜。

23. 参苏饮《太平惠民和剂局方》《目经大成》

【趣记】目前只办富姐申诉陈根打姜草（注解：木前枳半茯桔参苏陈根大姜草）。

【组成】人参、紫苏叶、木香、前胡、枳壳、半夏、茯苓、桔梗、陈皮、葛根、生姜、甘草、大枣。

【功用】益气解表，理气化痰。

【主治】气虚外感风寒，内有痰湿证。恶寒发热，无汗，头痛，鼻塞，咳嗽痰白，胸脘满闷，倦怠无力，气短懒言，苔白脉弱。

【方歌】参苏饮内用陈皮，枳壳前胡半夏齐；
　　　　干葛木香甘桔茯，气虚外感最相宜。

24. 神功内托散《外科正宗》

【趣记】四君归陈芪芍附，木香芎请吃山甲。

【组成】当归、白术、黄芪、人参、白芍、茯苓、陈皮、附子、木香、炙甘草、川芎、炒山甲。

【功用】益气养血，托毒排脓。

【主治】痈疽等气虚不能托毒外出者。

【方歌】神功内托阴毒证，不肿不高不溃疼；
　　　　参附芎归芪术芍，木香山甲草陈苓。

25. 神应养真丹《宣明论方》

【趣记】羌归木瓜，麻芍芎吃熟菟。

【组成】羌活、当归、木瓜、天麻、白芍、川芎、熟地黄、菟丝子。

【功用】养血息风。

【主治】四气侵袭肝脏，半身不遂，手足麻木，言语謇涩，头晕目眩；兼治妇人产后中风，角弓反张；坠车落马，跌扑损伤，瘀血在内。

【方歌】神应养真治油风，养血消风发复生；
　　　　羌归木瓜天麻芍，菟丝熟地与川芎。

26. 升麻葛根汤《阎氏小儿方论》

【趣记】麻哥要草（注解：麻葛药草）。

【组成】升麻、葛根、芍药、甘草。

【功用】解肌透疹。

【主治】麻疹初起。疹出不透，身热头痛，咳嗽，目赤流泪，口渴，舌红，苔薄而干，脉浮数。

【方歌】阎氏升麻葛根汤，芍药甘草合成方；

麻疹初期疹不透，辛凉解肌透疹良。

27. 升阳益胃汤《脾胃论》

【趣记】人齐用柴草防二活猪服半勺姜枣黄连橘皮导致腹泻（注解：人芪用柴草防二活术茯半芍姜枣黄连橘皮导致腹泻）。

【组成】黄芪、半夏、人参、炙甘草、白芍、防风、羌活、独活、橘皮、茯苓、泽泻、柴胡、白术、黄连、生姜、大枣。

【功用】益气升阳，清热除湿。

【主治】脾胃气弱，湿郁生热证。怠惰嗜卧，四肢不收，体重节肿，口苦舌干，饮食无味，食不消化，大便不调。

【方歌】升阳益胃参术芪，黄连半夏草陈皮；
　　　　苓泻防风羌独活，柴胡白芍姜枣随。

28. 生化汤《傅青主女科》

【趣记】酒姜草生化，桃芎当归家。

【组成】全当归、川芎、桃仁、干姜（炮黑）、甘草（炙）、黄酒、童便。

【功用】养血祛瘀，温经止痛。

【主治】血虚寒凝瘀血阻滞证。产后恶露不行，小腹冷痛。

【方歌】生化汤是产后方，归芎桃草酒炮姜；
　　　　消瘀活血功偏擅，止痛温经效亦彰。

29. 生肌玉红膏《外科正宗》

【趣记】紫草白蜡归芷草，血竭轻粉喝麻油。

【组成】白芷、甘草、当归、紫草、虫白蜡、血竭、轻粉、麻油。

【功用】活血祛腐，解毒镇痛，润肤生肌。

【主治】一切疮疡溃烂脓腐不脱，疼痛不止，新肌难生者。

【方歌】外科生肌玉红膏，归芷白蜡紫甘草；
　　　　血竭轻粉加麻油，活血祛腐润肌肤。

30. 生姜泻心汤《伤寒论》

【趣记】姜草枣三人干拌芩连（注解：姜草枣三人干半芩连）。

【组成】生姜、甘草、人参、干姜、黄芩、半夏、黄连、大枣。

【功用】和胃消痞，宣散水气。

【主治】水热互结痞证。心下痞硬，干噫食臭，腹中雷鸣下利等。

【方歌】半夏泻心汤方歌：半夏泻心配芩连，干姜人参草枣全；
　　　　　　　　　　辛开苦降除痞满，寒热错杂痞证蠲。
　　　生姜泻心汤方歌：干姜减量生姜配，水热互结消痞灵。
　　　甘草泻心汤方歌：半夏泻心加重草，主治气痞腹中鸣。

31. 生脉散《内外伤辨惑论》《医学启源》《兰台轨范》引《医录》生脉饮《医学启源》

【趣记】人无脉（注解：人五麦）。

【组成】人参、麦冬、五味子。

【功用】益气生津，敛阴止汗。

【主治】①温热、暑热，耗气伤阴证。汗多神疲，体倦乏力，气短懒言，咽干口渴，舌干红少苔，脉虚数。②久咳肺虚，气阴两虚证。干咳少痰，短气自汗，口干舌燥，脉虚细。

【方歌】生脉麦味与人参，保肺清心治暑淫；
　　　　　　气少汗多兼口渴，病危脉绝急煎斟。

32. 生蒲黄汤《中医眼科六经法要》

【趣记】凶手经过，旱莲铺二丹于地（注解：芎手荆过，旱莲蒲二丹郁地）。

【组成】生蒲黄、墨旱莲、生地黄、荆芥炭、牡丹皮、郁金、丹参、川芎。

【功用】止血活血、凉血散瘀。

【主治】治眼底出血，血灌瞳神，外伤引起的目衄。

【方歌】生蒲黄汤郁金芎，丹皮丹参生地用；
　　　　　　更合旱莲荆芥炭，眼科止血效力宏。

33. 生血补髓汤《伤科补要》

【趣记】四物芪牛仲红加皮和续断。

【组成】生地黄、白芍、当归、川芎、黄芪、续断、杜仲、牛膝、五加皮、红花。

【功用】调理气血，活血舒筋。

【主治】扭挫伤筋及脱臼复位后补虚调理。

【方歌】生血补髓芍归芎，芪续杜膝地加红；
　　　　　　伤后体虚筋骨软，强筋壮骨此方宗。

34. 圣愈汤《医宗金鉴·妇科心法要诀》《伤科汇纂》

【趣记】东垣圣愈，四物参芪。

【组成】黄芪、人参、当归、川芎、白芍、熟地黄。

【功用】益气，补血，摄血。

【主治】气血虚弱，气不摄血证。月经先期而至，量多色淡，四肢乏力，体倦神衰，舌淡，脉虚。

【方歌】益气补血圣愈汤，参芪芎归芍地黄；
　　　　体倦神衰经量多，胎产崩漏气血伤。

35. 失笑散《太平惠民和剂局方》

【趣记】黄灵失笑。

【组成】蒲黄、五灵脂。

【功用】活血祛瘀，散结止痛。

【主治】瘀血停滞。心胸刺痛，或产后恶露不行，或月经不调，少腹急痛等。

【方歌】失笑灵脂蒲黄同，等量为散醋酒冲；
　　　　瘀滞心腹时作痛，祛瘀止痛有奇功。

36. 十补丸《严氏济生方》

【趣记】金匮肾气丸＋五味子、鹿茸。

【组成】熟地黄、山茱萸、山药、牡丹皮、茯苓、泽泻、炮附子、肉桂、五味子、鹿茸。

【功用】补肾阳，益精血。

【主治】肾阳虚损，精血不足证。面色黧黑，足冷足肿，耳鸣耳聋，肢体羸瘦，足膝软弱，小便不利，腰脊疼痛。

【方歌】肾气丸主肾阳虚，干地山药及山萸；
　　　　少量桂附泽苓丹，水中生火在温煦；
　　　　济生加入车牛膝，温肾利水消肿需；
　　　　十补丸有鹿茸味，主治肾阳精血虚。

37. 十灰散《十药神书》

【趣记】黄棕茜栀牡（用）大小蓟叶（盖）茅侧。

【组成】大蓟、小蓟、荷叶、侧柏叶、茅根、茜根、栀子、大黄、牡丹皮、棕榈皮。

【功用】凉血止血。

【主治】血热妄行。呕血、吐血、咯血、嗽血，血色鲜红，舌红脉数。

【方歌】十灰散用十般灰，柏茜茅荷丹棕随；

二蓟栀黄皆炒黑，凉降止血此方推。

38. 十全大补汤（丸）《太平惠民和剂局方》《医学发明》

【趣记】八珍汤＋黄芪、肉桂。

【组成】人参、白术、茯苓、甘草、川芎、当归、芍药、熟地黄、黄芪、肉桂。

【功用】补益气血。

【主治】气血两虚证。面色萎黄，倦怠食少，头晕目眩，神疲气短，心悸怔忡，自汗盗汗，四肢不温，舌淡，脉细弱；以及妇女崩漏，月经不调，疮疡不敛等。

【方歌】四君四物八珍汤，气血双补是名方；
再加黄芪与肉桂，十全大补效更强。

39. 十枣汤《伤寒论》

【趣记】甘愿枣大吉（注解：甘芫枣大戟）。

【组成】芫花、甘遂、大戟、大枣。

【功用】攻逐水饮。

【主治】①悬饮。咳唾胸胁引痛，心下痞硬，干呕短气，头痛目眩，或胸背掣痛不得息，脉沉弦。②水肿。一身悉肿，尤以身半以下为重，腹胀喘满，二便不利等。

【方歌】十枣汤水效堪夸，甘遂大戟与芫花；
悬饮潴留胸胁痛，大腹肿胀服之佳。

40. 石决明散《沈氏尊生书》

【趣记】二决明在织青箱子，木贼拿枪警戒卖大黄勺子（注解：二决明在栀青箱子，木贼拿羌荆芥卖大黄芍子）。

【组成】石决明、草决明、青箱子、栀子、赤芍、大黄、木贼、荆芥、羌活、麦冬。

【功用】清肝平肝，祛风散邪，明目退翳。

【主治】肝火炽盛，兼夹风邪证。

【主治】石决明散草决明，青箱栀芍黄贼荆；
清肝平肝散风邪，明目退翳加羌麦。

41. 实脾散《重订严氏济生方》

【趣记】三夫妇白吃香瓜果，腹将破（注解：三附茯白吃香瓜果，腹姜朴）。

【组成】厚朴、白术、木瓜、木香、草果仁、大腹子、附子、白茯苓、干姜、生姜、甘草、大枣。

【功用】温阳健脾，行气利水。

【主治】阳虚水肿。身半以下肿甚，手足不温，口中不渴，胸腹胀满，大便溏薄，舌苔白腻，脉沉迟。

【方歌】实脾苓术与木瓜，甘草木香大腹加；

　　　　草果附姜兼厚朴，虚寒阴水效堪夸。

42. 寿胎丸《医学衷中参西录》

【趣记】寿胎丸是预防方，菟丝续断寄阿胶。

【组成】菟丝子、桑寄生、川续断、阿胶。

【功用】补肾，安胎。

【主治】肾虚滑胎，及妊娠下血，胎动不安，胎萎不长者。

【方歌】寿胎丸中用菟丝，寄生续断阿胶施；

　　　　妊娠中期小腹痛，固肾安胎此方宜。

43. 舒筋活血汤《伤科补要》

【趣记】青红牛断仲枳壳，羌防独活归五加。

【组成】荆芥、防风、青皮、杜仲、红花、牛膝、枳壳、续断、羌活、独活、当归、五加皮。

【功用】舒筋活络。

【主治】筋络、筋膜、筋腱损伤及骨折脱位后期筋肉挛痛者。

【方歌】舒筋活血汤荆防，青杜红膝枳续断；

　　　　羌独当归五加皮，损伤后期筋肉挛。

44. 疏风清热汤《中医喉科学讲义》

【趣记】防牛背警戒吃银花粉，勤用悬芍截操连翘（注解：防牛贝荆芥吃银花粉、芩用玄芍桔桑连翘）。

【组成】荆芥、防风、炒牛蒡子、甘草、金银花、连翘、桑白皮、赤芍、桔梗、黄芩、天花粉、玄参、浙贝母。

【功用】疏风清热，利咽消肿。

【主治】风热犯咽证。喉痹初起，咽喉部干燥灼热，微红、微肿、微痛，或仅起红点，吞咽感觉不利，以后红肿逐渐加重，疼痛也相应增剧。

【方歌】疏风清热汤荆防，银翘桑芍牛蒡草；

　　　　桔贝黄芩花粉玄，利咽消肿疼痛康。

45. 疏风清热饮《医宗金鉴》

【趣记】二皂苦参蝎荆防，金银蝉蜕吃葱白。

【组成】苦参、全蝎、皂刺、猪牙皂角、防风、荆芥穗、金银花、蝉蜕、葱白。

【功用】疏风清热。

【主治】面上风癣，时作痛痒证。

【方歌】医宗疏风清热饮，苦参蝎皂刺皂角；

　　　　金银荆防葱蝉蜕，风癣痛痒康复宜。

46. 疏凿引子《济生方》

【趣记】疏凿交通九和尚，宾郎腹泻服豆浆（注解：疏凿椒通艽活商，槟榔腹泻茯豆浆）。

【组成】椒目、木通、秦艽、羌活、商陆、槟榔、大腹皮、泽泻、茯苓皮、赤小豆、生姜。

【功用】泻下逐水，疏风发表。

【主治】水气。遍身水肿，喘呼气急，烦躁口渴，二便不利。

【方歌】疏凿饮子泻水方，木通泽泻用槟榔；

　　　　羌艽苓腹椒商陆，赤豆姜皮退肿良。

47. 熟地首乌汤《眼科临证录》

【趣记】熟地首乌全是精气（注解：熟地首乌玄参杞）。

【组成】熟地黄、制首乌、黑玄参、灵磁石、制黄精、枸杞子。

【功用】补肝肾，益精血，明耳目。

【主治】老年性白内障证。

【方歌】熟地首乌玄磁石，黄精枸杞二味增；

　　　　老年睛目白内障，明目益精补肝肾。

48. 双解散《目经大成》

【趣记】芍要亲兄忙防黄渤归，用猪草滑石织在高处警戒，连翘麻梗（注解：芍药芩芎芒防黄薄归，用术草滑石栀在膏处荆芥，连翘麻梗）。

【组成】防风、大黄、薄荷、芍药、当归、甘草、白术、滑石、石膏、栀仁、桔梗、连翘、川芎、荆芥、麻黄、芒硝、黄芩。

【功用】疏风散热明目。

【主治】风火相搏而成时行赤眼，暴赤肿痛，白珠血片。

【方歌】双解散防风大黄，薄荷芍药归草术；
　　　　滑石石膏栀桔翘，芎荆麻黄硝黄芩；
　　　　风化相搏诸目疾，疏风散热明目效。

49. 水陆二仙丹《洪氏经验集》

【趣记】水陆二仙欠金子（注解：水陆二仙芡金子）。

【组成】芡实、金樱子。

【功用】补肾涩精。

【主治】肾虚不摄之男子遗精白浊，女子带下，小便频数。

【方歌】洪氏水陆二仙丹，补肾涩精芡金樱。

50. 顺气活血汤《伤科大成》

【趣记】破苏梗用两香砂纸给桃红当苏木芍药酒（注解：朴苏梗用两香砂枳，给桃红当苏木芍药酒）。

【组成】紫苏梗、姜厚朴、麸炒枳壳、砂仁、木香、醋香附、桃仁、红花、当归、赤芍、苏木、酒。

【功用】行气活血，祛瘀止痛。

【主治】气滞血瘀之胸腹挫伤，胀满作痛。

【方歌】顺气活血苏厚朴，枳壳砂仁木香附；
　　　　桃红归芍与苏木，行气活血胀满服。

51. 四海舒郁丸《疡医大全》

【趣记】四海昆布青木陈。

【组成】青木香、陈皮、海蛤粉、海带、海藻、昆布、海螵蛸。

【功用】理气解郁，软坚消肿。

【主治】肝脾气郁，致患气瘿，结喉之间，气结如胞，随喜怒消长，甚则妨碍饮食。

【方歌】四海舒郁郁平复，蛤粉藻带和昆布；
　　　　木香陈皮乌贼骨，喉间气结随喜怒。

52. 四黄膏《证治准绳》

【趣记】勤练百军（注解：芩连柏军）。

【组成】黄芩、黄连、黄柏、大黄、乳香、没药。

【功用】活血解毒，消肿止痛。

【主治】阳证疮疡。

【方歌】四黄膏是经验方，大黄芩连柏乳没；

活血解毒消肿痛，阳证疮疡效果扬。

53. 四君子汤《太平惠民和剂局方》

【趣记】人茯术甘。

【组成】人参、白术、茯苓、甘草。

【功用】益气健脾。

【主治】脾胃气虚。面色萎白，语声低微，气短乏力，食少或便溏，舌质淡苔白，脉细缓。

【方歌】四君子汤中和义，参术茯苓甘草比；

益以夏陈名六君，健脾化痰又理气。

54. 四妙散《外科精要》

【组成】炙黄芪、当归、金银花、炙甘草。

【功用】补气活血、清热解毒。

【主治】用于痈疽气虚血瘀而毒邪不能外泄之证。用于复发性疖病毛囊炎等病。

【方歌】外科精要四妙散，黄芪当归金银草；

补气活血清解毒，痈疽气虚血瘀好。

55. 四妙丸《成方便读》《全国中药成药处方集》

【趣记】四妙一人藏黄牛（注解：四妙薏仁苍黄牛）。

【组成】苍术、黄柏、牛膝、薏苡仁。

【功用】清热利湿，舒筋壮骨。

【主治】湿热痿证。两足麻木，痿软，肿痛。

【方歌】二妙散中苍柏兼，若云三妙牛膝添；

四妙再加薏苡仁，湿热下注痿痹痊。

56. 四妙勇安汤《验方新编》

【趣记】金银归老僧（注解：金银归老参）。

【组成】金银花、玄参、当归、甘草。

【功用】清热解毒，活血滋阴。

【主治】脱疽（血栓闭塞性脉管炎）。热毒炽盛，患肢暗红微肿灼热，溃烂腐臭，疼痛剧烈，或见发热口渴，舌红脉数。

【方歌】四妙勇安用当归，玄参银花甘草随；

清热解毒兼活血，脱疽之病此方魁。

57. 四磨汤《重订严氏济生方》

【趣记】无人喝香槟（注解：乌人喝香槟）。

【组成】人参、槟榔、沉香、天台乌药。

【功用】行气降逆，宽胸散结。

【主治】七情所伤肝气郁结证。胸膈胀闷，上气喘急，心下痞满，不思饮食，苔白脉弦。

【方歌】四磨饮治七情侵，人参乌药沉香槟；

　　　　四味浓磨煎温服，破气降逆喘自平。

58. 四逆散《伤寒论》

【趣记】四逆枳芍甘柴。

【组成】甘草、枳实、柴胡、芍药。

【功用】透邪解郁，疏肝理脾。

【主治】阳郁厥逆证。手足不温，或腹痛，或泄利下重，脉弦；肝脾气郁证。胁肋胀闷，脘腹疼痛，脉弦。

【方歌】四逆散内用柴胡，芍药枳实甘草须；

　　　　此是阳郁成厥逆，疏和抑郁厥自除。

59. 四逆汤《伤寒论》

【趣记】四逆枳芍甘柴。

【组成】熟附子、干姜、甘草。

【功用】回阳救逆。

【主治】心肾阳衰寒厥证。四肢厥逆，恶寒蜷卧，神衰欲寐，面色苍白，腹痛下利，呕吐不渴，舌苔白滑，脉细微。

【方歌】四逆汤中附草姜，四肢厥冷急煎尝；

　　　　腹痛吐泻脉微细，急投此方可回阳。

60. 四神煎《验方新编》

【趣记】银狐立志骑牛（注解：银斛立志芪牛）。

【组成】生黄芪、远志肉、牛膝、石斛、金银花。

【功用】扶正养阴祛邪，清热解毒，活血通利关节。

【主治】鹤膝风。两膝疼痛，膝肿粗大，大腿细，形似鹤膝，步履维艰，日久则破溃之证。痛而无脓，颜色不变，成败症矣。

【方歌】四神煎治鹤膝风，芪志膝斛银花共；

　　　　扶正养阴兼祛邪，清热解毒利关节。

61. 四神丸《证治准绳》《校注妇人良方》《证治准绳》

【趣记】四神的破豆姜枣味茱。

【组成】肉豆蔻、补骨脂、五味子、吴茱萸、生姜、大枣。

【功用】温补脾肾，涩肠止泻。

【主治】脾肾虚寒之五更泄泻，不思饮食，或久泻不愈，腹痛喜暖，腰酸肢冷，神疲乏力，舌淡苔薄白等。

【方歌】四神故纸与吴萸，肉蔻五味四般齐；

  大枣生姜同煎合，五更肾泻最相宜。

62. 四生散《太平惠民和剂局方》

【趣记】气枪怨妇（注解：芪羌苑附）。

【组成】黄芪、川羌活、沙苑子、白附子。

【功用】祛风逐痰，散寒解毒，通络止痛。

【主治】肝肾风毒上攻，目赤痒痛，羞明多泪，下疰，腰膝生疮，遍身风癣，耳中发痒。

【方歌】四生散芪羌苑附，散寒解毒祛风痰；

  肝肾风毒上下扰，通络止痛亦可用。

63. 四生丸《妇人良方》

【趣记】地爱（艾）柏荷。

【组成】生荷叶、生艾叶、生柏叶、生地黄。

【功用】凉血止血。

【主治】血热妄行。吐血、衄血，血色鲜红，口干咽燥，舌红或绛，脉弦数。

【方歌】四生丸中三般叶，侧柏艾叶荷叶兼；

  生地合用为丸服，血热吐衄效可验。

64. 四顺清凉饮子《审视瑶函》

【趣记】龙用纸枪擒贼鬼操车，防大黄黄连兄用柴草芍（注解：龙用枳羌芩贼鬼桑车，防大黄黄连芎用柴草芍）。

【组成】当归身、龙胆草（酒洗，炒）、黄芩、桑皮（蜜制）、车前子、生地黄、赤芍、枳壳、炙甘草、熟大黄、防风、川芎、川黄连（炒）、木贼草、羌活、柴胡。

【功用】清热祛风，凉血退翳。

【主治】凝脂翳症。生于风轮上，初起如星，色白，中有凹陷，如针刺伤，后渐渐长大，变为黄色。

【方歌】四顺清凉饮子归，龙苓桑皮车柴地；

芍枳大黄草防芎，黄连贼羌凝脂翳。

65. 四味回阳饮《景岳全书》

【趣记】参附姜草。

【组成】人参、制附子、炙甘草、炮干姜。

【功用】益气回阳救脱。

【主治】元阳虚脱，恶寒肢冷，气息微弱，冷汗如油。

【方歌】四味回阳景岳方，人参附子草炮姜；

阳气虚衰猝昏仆，面白汗出肢冷尝。

66. 四乌贼骨一藘茹丸《素问·腹中论》

【趣记】乌贼吃鱼（注解：乌贼吃一）。

【组成】乌贼骨、藘茹（茜草）。

【功用】益精补血，止血化瘀。

【主治】血枯精亏气伤而致的血枯经闭，胸胁胀满，不思饮食，发病时常可闻及腥臊气味，鼻流清涕，唾血，四肢清冷，视物眩晕，时时大小便出血。

【方歌】四乌贼骨一茹丸，或用茜草益精血；

止血化瘀治经闭，妇科血枯用甚宜。

67. 四物汤《仙授理伤续断秘方》《医宗金鉴》《太平惠民和剂局方》

【趣记】归芎地芍。

【组成】熟地黄、酒当归、白芍、川芎。

【功用】补血调血。

【主治】营血虚滞证。头晕目眩，心悸失眠，面色无华，妇人月经不调，量少或经闭不行，脐腹疼痛，甚或瘕块硬结，舌淡、口唇、爪甲色淡，脉细弦或细涩。本方在《仙授理伤续断秘方》中治外伤瘀血作痛，宋代《太平惠民和剂局方》用于妇人诸疾。

【方歌】四物归地芍与芎，营血虚滞此为宗；

妇女经病凭加减，临证之时可变通。

68. 四物五子汤《审视瑶函》

【趣记】四物汤＋狗兔前夫妇（注解：四物汤＋枸菟前肤覆）。

【组成】熟地黄、当归、白芍、川芎、地肤子、菟丝子、覆盆子、枸杞子、车前子。

【功用】滋肾养阴。

【主治】心肾不足之眼目昏暗证。

【方歌】四物五子汤四物，地肤菟丝覆枸车；

心肾不足目昏暗，滋肾养阴兼明目。

69. 四物消风饮《医宗金鉴》

【趣记】四物荆防嫌薄荷馋，嫌大枣柴糊涂（注解：四物荆防鲜薄荷蝉，鲜大枣柴胡独）。

【组成】当归、川芎、赤芍、生地黄、荆芥、防风、白鲜皮、蝉蜕、薄荷、独活、柴胡、大枣。

【功用】调荣滋血消风。

【主治】赤白游风，滞于血分发赤色；瘾疹等血虚风燥者。

【方歌】四物消风四物藏，荆薄柴独枣蝉防；

白鲜皮入十二味，养血祛风瘾疹康。

70. 搜风解毒汤《医宗金鉴》

【趣记】土茯苓嫌弃金银，苡仁防风通瓜皂（注解：土茯苓鲜弃金银，苡仁防风通瓜皂）。

【组成】土茯苓、白鲜皮、金银花、薏苡仁、防风、木通、木瓜、皂角。

【功用】搜风通络，清热解毒。

【主治】杨梅结毒，初起结肿，筋骨疼痛，以及服轻粉药后筋骨起痛，瘫痪不能动者。

【方歌】搜风解毒汤倒发，初肿拘急骨痛加；

土苓白藓银花薏，皂角防风通木瓜。

71. 苏合香丸《太平惠民和剂局方》《广济方》录自《外台秘要》

【趣记】傻朱熹久想拔脑壳（注解：砂术犀九香芨脑诃）。

【组成】苏合香、龙脑香、麝香、安息香、青木香、香附子、白檀香、丁香、沉香、荜茇、熏陆香（乳香）、白术、诃梨勒皮、朱砂、犀角（代）。

【功用】芳香开窍，行气止痛。

【主治】寒闭证。突然昏倒，牙关紧闭，不省人事，苔白，脉迟；心腹猝痛，甚则昏厥属寒凝气滞者。

【方歌】苏合香丸麝息香，木丁朱乳荜檀襄；

　　　　牛冰术沉诃香附，中恶急救莫彷徨。

72. 苏子降气汤《小儿药证直诀》《太平惠民和剂局方》

【趣记】草苏子前半归姜枣，后归肉桂苏叶（注解：草苏子前半归姜枣，厚归肉桂苏叶）。

【组成】紫苏子、半夏、前胡、厚朴、甘草、当归、生姜、大枣、肉桂、紫苏叶。

【功用】降气平喘，祛痰止咳。

【主治】虚阳上攻，气不升降，上盛下虚，痰涎壅盛，喘嗽短气，胸膈痞闷，咽喉不利，或腰痛脚弱，肢体倦怠，或肢体浮肿。

【方歌】苏子降气夏朴前，桂归草枣姜苏煎；

　　　　上实下虚痰涎盛，降气化痰止咳喘。

73. 酸枣仁汤《金匮要略》

【趣记】芎枣苓知草。

【组成】酸枣仁、甘草、知母、茯苓、川芎。

【功用】养血安神，清热除烦。

【主治】肝血不足，虚热内扰证。虚烦不得眠，心悸不安，头目眩晕，咽干口燥，舌红，脉细弦。

【方歌】酸枣二升先煮汤，茯知二两用之良；

　　　　芎二甘一相调剂，服后安然入梦乡。

74. 缩泉丸《魏氏家藏方》《校注妇人良方》

【趣记】无药医治（注解：乌药益智）。

【组成】乌药、益智仁、山药末。

【功用】温肾缩尿。

【主治】膀胱虚寒证。小便频数，或夜睡遗尿，或溺有余沥等。

【方歌】缩泉丸治小便频，膀胱虚寒遗尿斟；

　　　　乌药益智各等份，山药糊丸效更珍。

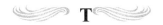

T

1. 胎元饮《景岳全书》

【趣记】八珍汤-川芎、茯苓＋陈皮、杜仲炭。

【组成】人参、当归、杜仲、白芍、熟地黄、白术、炙甘草、陈皮。

【功用】补气养血，固肾安胎。

【主治】妇人妊娠气血两亏，冲任失守，胎元不安不固。

【方歌】景岳全书胎元饮，八珍去芎与茯苓；

加入陈皮杜仲炭，补血益气安胎灵。

2. 太乙膏《外科正宗》

【趣记】大黄肉归当地阿魏，槐柳枝没麻油乳香止血悬，赤芍轻牵木鳖子（注解：大黄肉归当地阿魏，槐柳枝没麻油乳香止血玄，赤芍轻铅木鳖子）。

【组成】玄参、白芷、归身、肉桂、赤芍、生地黄、大黄、木鳖子、阿魏、轻粉、柳枝、槐枝、血余炭、铅丹、乳香、没药、麻油。

【功用】活血散瘀，消肿止痛，拔毒生肌。

【主治】湿热郁结而致气血壅滞不通未溃或已溃的痈肿疮疡，疔毒流注，疥疮，湿疹等局部红肿热痛或瘙痒不止，或肿势高凸，中有脓头，或有波动感，伴恶寒发热，口渴，舌白或黄白，脉弦数等病症。同时，兼治溃脓后，疮面肉色灰白，流溢秽臭脓水，新肉不生，经久不愈之慢性病证。

3. 桃核承气汤《伤寒论》《丹溪心法》

【趣记】将军忙逃贵国（注解：将军芒桃桂国）。

【组成】桃仁、大黄、桂枝、甘草、芒硝。

【功用】逐瘀泄热。

【主治】下焦蓄血证。少腹急结，小便自利，神志如狂，甚则烦躁谵语，至夜发热；以及血瘀经闭，痛经，脉沉实而涩者。

【方歌】桃核承气硝黄草，少佐桂枝温通妙；

下焦蓄血小腹胀，泄热破瘀微利效。

4. 桃红四物汤《医宗金鉴》

【趣记】四物汤＋桃仁、红花。

【组成】桃仁、红花、当归、川芎、熟地黄、白芍。

【功用】养血活血祛瘀。

【主治】瘀血内阻，月经失调，经色紫暗黏稠，夹有瘀块；或经闭不行，或经行腹痛，或产后血虚瘀滞，腹痛且胀，以及跌打损伤，瘀滞疼痛较轻者。

【方歌】四物归地芍与芎，营血虚滞此方宗；

　　　　妇女经病凭加减，临证之时可变通；

　　　　四物汤中桃红入，活血行血又逐瘀。

5. 桃仁承气汤（《温疫论》）

【趣记】芍丹桃归黄硝。

【组成】大黄、芒硝、桃仁、当归、芍药、牡丹皮。

【功用】活血下瘀。

【主治】下焦蓄血，少腹坚满，小便自利，夜热昼凉，大便秘结，脉沉迟。

【方歌】桃仁承气大黄硝，当归丹皮与芍药；

　　　　活血祛瘀泄热下，跌打损伤痛全消。

6. 天麻钩藤饮《杂病证治新义》

【趣记】天麻钩藤教绝技，诸神擒牛众致意（注解：天麻钩藤交决寄，朱神芩牛仲栀益）。

【组成】天麻、钩藤、石决明、栀子、黄芩、川牛膝、杜仲、益母草、桑寄生、首乌藤、朱茯神。

【功用】平肝息风，清热活血，补益肝肾。

【主治】肝阳偏亢，肝风上扰证。头痛，眩晕，失眠多梦，或口苦面红，舌红苔黄，脉弦或数。

【方歌】天麻钩藤石决明，杜仲牛膝桑寄生；

　　　　栀子黄芩益母草，茯神夜交安神宁。

7. 天麻丸《太平圣惠方》

【趣记】天麻羌独杜牛归，地附玄参草薢随。

【组成】天麻、羌活、独活、杜仲（盐炒）、牛膝、粉萆薢、制附子、当归、生地黄、玄参。

【功用】祛风除湿，舒筋通络，活血止痛。

【主治】肝肾不足，风湿瘀阻，肢体拘挛，手足麻木，腰腿酸痛；风痉口噤，腰背强直，不可转侧；肝热生风，头晕头痛，手足挛痛麻木，或半身不遂；肝风筋脉拘挛，脚膝疼痛，心神虚烦。

【方歌】天麻羌独杜牛归，地附玄参草薢随；

除湿祛风通络阻，面肌麻痹痛风摧。

8. 天台乌药散《医学发明》

【趣记】五回清良将，久想斗金兵？（注解：乌茴青良姜，酒香豆金槟）。

【组成】天台乌药、小茴香、青皮、高良姜、黄酒、木香、巴豆、川楝子（金铃子）、槟榔。

【功用】行气疏肝，散寒止痛。

【主治】肝经寒凝气滞证。小肠疝气，少腹引控睾丸而痛，偏坠肿胀，或少腹疼痛，苔白，脉弦。

【方歌】天台乌药木茴香，巴豆制楝青槟姜；

行气疏肝止疼痛，寒疝腹痛是良方。

9. 天王补心丹《校注妇人良方》《摄生秘剖》

【趣记】天王不信，田夫洁身早跪地，但愿卖猪五百只（注解：天王补心，天茯桔参枣归地，丹元麦五柏志）。

【组成】酸枣仁、柏子仁、当归身、天冬、麦冬、生地黄、人参、丹参、玄参、茯苓、五味子、远志、桔梗、朱砂。

【功用】滋阴清热，养血安神。

【主治】阴虚血少，神志不安证。心悸失眠，虚烦神疲，梦遗健忘，手足心热，口舌生疮，大便干结，舌红少苔，脉细而数。

【方歌】补心丹用柏枣仁，二冬生地当归身；

三参桔梗朱砂味，远志茯苓共养神。

10. 调胃承气汤《伤寒论》

【趣记】大承气汤-枳实、厚朴＋甘草。

【组成】大黄、芒硝、甘草。

【功用】缓下热结。

【主治】阳明病胃肠燥热证。大便不通，口渴心烦，蒸蒸发热，或腹中胀满，或为谵语，舌苔正黄，脉滑数；以及胃肠积热引起的发斑、吐衄，口齿咽痛等症。

【方歌】调胃承气硝黄草，便秘口渴急煎尝。

11. 调元肾气丸《外科正宗》

【趣记】人摆龙骨地骨皮卖香砂六味地黄归母鹿（注解：人柏龙骨地骨皮麦香砂六味地黄归母鹿）。

【组成】淮生地黄、山茱萸、山药、牡丹皮、白茯苓、人参、当归身、泽泻、麦冬、龙骨、地骨皮、木香、砂仁、黄柏（盐水炒）、知母（童便炒）、鹿角胶。

【功用】滋阴降火，益气养血。

【主治】肾阴不足，虚火内灼，气血两亏，骨无荣养，遂生骨瘤，坚硬如石，形色或紫或不紫，推之不移，坚贴于骨，形体日渐衰瘦，气血不荣，皮肤枯槁，甚者寒热交作，饮食无味，举动艰辛，脚膝无力者。

【方歌】调元肾气六味丸，人参知柏归麦龙。
　　　　地骨木香砂仁鹿，滋阴降火益气血。

12. 葶苈大枣泻肺汤《金匮要略》

【组成】葶苈子、大枣。

【功用】泻肺行水，下气平喘。

【主治】痰水壅实之咳喘胸满证。

【方歌】喘而不卧肺痈成，烦满咳痰数实成；
　　　　葶苈一丸十二枣，雄军直入夺初萌。

13. 通关散《丹溪心法附余》

【趣记】通关散妙，细辛牙皂。

【组成】细辛、猪牙皂角、薄荷。

【功用】开窍通关。

【主治】卒中风邪，腰背反张，昏闷不醒，牙关紧闭，汤水不下。小儿急惊风。

【方歌】通关散用细辛皂，吹鼻得嚏保生还。

14. 通脉四逆汤《伤寒论》

【趣记】葱草附姜。

【组成】附子、干姜、甘草、葱白。

【功用】破阴回阳，通达内外。

【主治】少阴病，阴盛隔阳证。下利清谷，里寒外热，手足厥逆，脉微欲绝，身反不恶寒，其人面色赤，或腹痛，或干呕，或咽痛，或利止，脉不出者。

【方歌】通脉四逆汤草二，干姜三两附一枚。

15. 通气散《医林改错》

【趣记】通气柴附芎。

【组成】柴胡、醋香附、川芎。

【功用】疏肝理气，通窍开闭。

【主治】肝郁气滞，耳胀、耳闭、耳聋不闻雷声。

【方歌】医林改错通气散，柴胡川芎香附尝；

　　　　功专行气又通窍，耳胀耳闭此方良。

16. 通窍活血汤《医林改错》

【趣记】穷老早就想吃红桃姜（注解：芎老枣酒香赤红生桃姜）。

【组成】赤芍、川芎、桃仁、红花、老葱、生姜、大枣、麝香、黄酒。

【功用】活血通窍。

【主治】瘀阻头面的头痛昏晕，或耳聋年久，或头发脱落，面色青紫，或酒渣鼻，或白癜风，以及妇女干血痨，小儿疳积而见肌肉消瘦，腹大青筋，潮热等。

【方歌】通窍全凭好麝香，桃红大枣老葱姜；

　　　　川芎黄酒赤芍药，表里通经第一方。

17. 通幽汤《脾胃论》

【趣记】通幽二地草，当归升红桃。

【组成】桃仁、红花、生地黄、熟地黄、当归身、炙甘草、升麻。

【功用】润燥通塞。以辛润之。润枯槁，通壅塞。调和气血，开通胃腑。

【主治】胃肠燥热，阴液损伤，通降失司，噎塞，便秘，胀满。脾胃初受热中，幽门不通，上冲，吸门不开，噎塞，气不得上下。燥热内甚，血液俱耗，以致大便闭结。

【方歌】通幽汤中二地俱，桃仁红花归草濡；

　　　　升麻升清以降浊，噎塞便秘此方需。

18. 痛泻要方《丹溪心法》《景岳全书》

【趣记】痛泻药方，臣要住房（注解：痛泻药方，陈药术防）。

【组成】白术、白芍、陈皮、防风。

【功用】补脾柔肝，祛湿止泻。

【主治】脾虚肝旺之痛泻。肠鸣腹痛，大便泄泻，泻必腹痛，泻后痛缓（或泻后仍腹痛），舌苔薄白，脉两关不调，左弦而右缓者。

【方歌】痛泻要方用陈皮，术芍防风共成剂；
　　　　肠鸣泄泻腹又痛，治在泻肝与补脾。

19. 透脓散《外科正宗》

【趣记】龟熊提早穿山（注解：归芪芪皂穿山）。

【组成】黄芪、穿山甲（炒末）、川芎、当归、皂角针。

【功用】补益气血，托毒透脓。

【主治】治痈疽诸毒，内脓已成，不穿破者，服之即破。

【方歌】透脓散内用黄芪，山甲芎归总得宜；
　　　　加上角针头自破，何妨脓毒隔千皮。

20. 菟丝子散《医宗必读》

【趣记】熟母鸡兔肉味美（注解：熟牡鸡菟肉味美）。

【组成】菟丝子、牡蛎、肉苁蓉、熟附子、五味子、鸡膍胵中黄皮。

【功用】温肾阳，缩膀胱。

【主治】膀胱虚寒，小便多或不禁。

【方歌】菟丝子散附牡蛎，苁蓉五味鸡膍胵；
　　　　膀胱虚寒小便多，温补肾阳缩胱宜。

21. 托里消毒散《医宗金鉴》《外科正宗》

【趣记】皂角兄带金银花芍药，服用纸桔草，身骑猪归（注解：皂角芎带金银花芍药，茯用芷桔草，参芪术归）。

【组成】人参、黄芪（盐水拌炒）、当归、川芎、芍药（炒）、白术、茯苓、金银花、白芷、甘草、皂角刺、桔梗。

【功用】补益气血，托毒消肿。

【主治】疮疡体虚邪盛，脓毒不易外达证。

【方歌】托里消毒当参芪，芎芍白术茯金银；
　　　　皂角桔梗白芷草，补血益气托疮毒。

22. 陀僧膏《伤科补要》

【组成】南陀僧（研末）、赤芍、全当归、乳香（去油，研）、没药（去油，研）、赤石脂（研）、苦参、百草霜（筛，研）、银黝、桐油、香油、血竭（研）、孩儿茶（研）、川大黄。

【功用】拔脓生肌长肉，止痛散血消肿。

【主治】鼠疮，溃破流脓。一切外科肿疡，已溃未溃，创破流血，疼痛异常。

【方歌】陀僧膏贴恶诸疮，流注瘿瘤跌扑伤；

　　　　赤芍陀僧归乳没，苦参银黝赤脂良；

　　　　桐香油共儿茶竭，百草霜破川大黄。

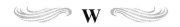

W

1. 完带汤《傅青主女科》

【趣记】陈二术药车，柴芍芥参草。

【组成】白术、山药、苍术、陈皮、人参、甘草、车前子、柴胡、白芍、黑芥穗。

【功用】补脾疏肝，化湿止带。

【主治】脾虚肝郁，湿浊带下。带下色白，清稀如涕，面色㿠白，倦怠便溏，舌淡，苔白，脉缓或濡弱。

【方歌】完带汤中二术陈，人参甘草车前仁；

　　　　柴芍淮山黑芥穗，疏肝化湿止带神。

2. 万灵膏《医宗金鉴》

【趣记】鹤筋透骨紫丁香当自然铜血竭没兄弟，赤芍花半两钱加牛猪鹿虎麝蛇付换半壶麻油和一角肉，草薢黄丹尝着很香(注解：鹤筋透骨紫丁香当自然铜血竭没芎弟，赤芍花半两钱加牛猪鹿虎麝蛇附换半斛麻油和一尢肉，草薢黄丹菖着很香)。

【组成】鹤筋草、透骨草、紫丁香根、当归（酒洗）、自然铜（醋淬7次）、瓜儿血竭、没药、川芎、赤芍、半两钱（醋淬）、红花、川牛膝、五加皮、石菖蒲、茅山苍术、木香、秦艽、蛇床子、肉桂、川附子、半夏（制）、石斛、草薢、鹿茸、虎胫骨（代）、麝香、麻油、黄丹。

【功用】消瘀散毒，舒筋活血，止痛接骨。

【主治】跌打损伤，兼去麻木风痰、寒湿疼痛诸证。

【方歌】医宗金鉴万灵膏，鹤筋透骨紫丁香；

　　　　归铜血竭没药芎，芍半两钱红花菖；

　　　　牛膝加皮苍木香，艽桂附夏斛蛇床；

　　　　草薢鹿茸胫骨麝，消瘀散毒舒筋骨。

3. 王氏清暑益气汤《温热经纬》

【趣记】西湖荷叶翠，草黄知更冬（注解：西斛荷叶翠，草黄知粳冬）。

【组成】西洋参、西瓜翠衣、荷梗、石斛、麦冬、黄连、知母、竹叶、甘草、粳米。

【功用】清暑益气，养阴生津。

【主治】暑热气津两伤证。身热心烦，尿赤，多汗，口渴，体倦少气精神不振，脉虚数。

【方歌】王氏清暑益气汤，善治中暑气阴伤；

　　　　洋参麦斛粳米草，翠衣荷连知竹尝。

4. 苇茎汤《备急千金要方》《外台秘要》

【趣记】苇茎薏在吃冬瓜和桃仁。

【组成】苇茎、薏苡仁、冬瓜仁、桃仁。

【功用】清肺化痰，逐瘀排脓。

【主治】肺痈，热毒壅滞痰瘀互结证。身有微热，咳嗽痰多，甚则咳吐腥臭脓血，胸中隐隐作痛，舌红，苔黄腻，脉滑数。

【方歌】苇茎汤能治肺痈，瓜仁苡仁桃仁用；

　　　　肺痈痰热兼瘀血，化浊排脓力千钧。

5. 胃苓汤《丹溪心法》《证治准绳》

【趣记】二术陈桂厚，二苓泽生姜草。

【组成】苍术、厚朴、陈皮、桂枝、白术，猪苓、茯苓、泽泻、甘草、生姜、大枣。

【功用】健脾和中利湿。

【主治】伤湿停食，脘腹胀满，泄泻，小便短少。

【方歌】胃苓平胃加五苓，伤湿泄泻因食停；

　　　　利水渗湿为治本，健脾和中自安宁。

6. 温胆汤《三因极一病证方论》《备急千金要方》《世医得效方》

【组成】半夏、竹茹、枳实、陈皮、炙甘草、茯苓、生姜、大枣。

【功用】补气清热除烦，祛痰和胃安神。

【主治】大病后，虚烦不得眠；及惊悸自汗，触事易惊诸证。

【方歌】温胆汤中苓半草，枳竹陈皮加姜枣；

　　　　虚烦不眠证多端，此系胆虚痰热扰。

7. 温肺止流丹《疡医大全》

【趣记】人惊喜喝鱼脑骨加桔梗甘草汤（注解：人荆细诃脑

骨加桔梗甘草汤）。

【组成】诃子、甘草、桔梗、石首鱼脑骨（煅过存性，为末）、荆芥、细辛、人参。

【功用】益气敛肺，祛风利湿通窍。

【主治】肺气虚之鼻渊证。

【方歌】疡医温肺止流丹，脑骨桔梗诃子草；
　　　　荆芥细辛人参共，祛风利湿兼通窍。

8. 温经汤《金匮要略》《妇人大全良方》

【趣记】熊皮贵，无人要，冬将夏，草当交（注解：芎皮桂，吴人药，冬姜夏，草当胶）。

【组成】吴茱萸、川芎、当归、白芍、牡丹皮、生姜、半夏、麦冬、人参、甘草、阿胶、桂枝。

【功用】温经散寒，养血祛瘀。

【主治】冲任虚寒，瘀血阻滞证。漏下不止，血色暗而有块，淋漓不畅，或月经超前或延后，或逾期不止，或一月再行，或经停不至，而见少腹里急，腹满，傍晚发热，手心烦热，口唇干燥，舌质暗红，脉细而涩。亦治妇人宫冷，久不受孕。

【方歌】温经汤用吴萸芎，归芍丹桂姜夏冬；
　　　　参草益脾胶养血，调经重在暖胞宫。

9. 温脾汤《备急千金要方》

【组成】熟附子、大黄、芒硝、当归、干姜、人参、甘草。

【功用】攻下冷积，温补脾阳。

【主治】阳虚寒积证。腹痛便秘，脐下绞结，绕脐不止，手足不温，苔白不渴，脉沉弦而迟。

【方歌】温脾附子大黄硝，当归干姜人参草；
　　　　攻下寒积温脾阳，阳虚寒积腹痛康。

10. 乌龙膏《伤科补要》

【组成】百草霜、白及、白蔹、百部、乳香、没药、糯米、麝香、陈粉子。

【功用】活血化瘀，续筋接骨。

【主治】跌打损伤，筋断骨折，肿硬青紫证。

【方歌】乌龙白及蔹草霜，百部乳没糯粉；
　　　　活血化瘀续筋骨，跌打损伤服之康。

11. 乌梅丸《伤寒论》

【组成】乌梅、细辛、桂枝、黄连、黄柏、当归、人参、蜀椒、干姜、熟附子。

【功用】温脏安蛔。

【主治】脏寒蛔厥证。脘腹阵痛，烦闷呕吐，时发时止，得食则吐，甚则吐蛔，手足厥冷；或久泻久痢。

【方歌】乌梅丸用细辛桂，黄连黄柏及当归；
　　　　人参椒姜加附子，温肠清热又安蛔。

12. 乌头汤《金匮要略》

【组成】麻黄、白芍、炙甘草、黄芪、川乌。

【功用】温经散寒，除湿宣痹。

【主治】寒湿历节及脚气疼痛，不可屈伸。

【方歌】乌头汤中用麻黄，芍药黄芪甘草当；
　　　　痹证多因风寒侵，逐寒止痛自安康。

13. 乌头汤《医学心悟》

【组成】乌头、黄柏。

【功用】解消痈排脓。

【主治】鼠瘘及痈证。

【方歌】医学心悟乌头汤，黄柏二味合成方。
　　　　解消痈兼排脓，鼠瘘及痈服之良。

14. 乌药散《小儿药证直诀》

【趣记】天台乌药少副将（注解：天台乌药芍附姜）。

【组成】天台乌药、香附子（破用白者）、高良姜、白芍。

【功用】温中散寒，行气止痛。

【主治】乳母冷热不和及心腹时痛，或水泻证。

15. 乌药汤《兰室秘藏》

【趣记】老乌龟，谋享福[注解：老（甘草）乌归，木香附]。

【组成】当归、甘草、木香、乌药、香附子（炒）。

【功用】行气止痛，活血调经。

【主治】肝郁气滞的痛经。症见妇女经前或月经初行时，少腹胀甚于痛，或胸胁乳房胀痛，或月经后期，精神抑郁，苔薄白，脉弦。

16. 无比山药丸《备急千金要方》

【组成】山药、肉苁蓉、五味子、菟丝子、杜仲、牛膝、泽泻、生地黄、山茱萸、茯苓（一作茯神）、巴戟天、赤石脂。

【功用】温阳益精，补肾固摄。

【主治】肾气不固证。肾气虚惫，头晕目眩，耳鸣腰酸，冷痹骨痛，四肢不温，或烦热有时，遗精盗汗，尿频遗尿，或带下清冷，舌质淡，脉虚软。

【方歌】无比山药菟丝子，蓉地茱戟仲味子；
　　　　石脂泽泻川牛膝，补脾益肾缓缓使。

17. 吴茱萸汤《伤寒论》《医宗金鉴》

【组成】吴茱萸、人参、生姜、大枣。

【功用】温中补虚，降逆止呕。

【主治】肝胃虚寒，浊阴上逆证。食后泛泛欲吐，或呕吐酸水，或干呕，或吐清涎冷沫，胸满脘痛，巅顶头痛，畏寒肢凉，甚则伴手足逆冷，大便泄泻，烦躁不宁，舌淡，苔白滑，脉沉弦或迟。

【方歌】吴茱萸汤人参枣，重用生姜温胃好；
　　　　阳明寒呕少阴利，厥阴头痛皆能保。

18. 五加皮汤《医宗金鉴》

【组成】当归（酒洗）、没药、五加皮、皮硝、青皮、川椒、香附子、丁香、麝香、老葱、地骨皮、牡丹皮。

【功用】舒经活血，定痛消瘀。

【主治】治跌打损伤皮破，二目及面浮肿，若内伤瘀血，上呕吐衄，气虚昏沉，不省人事，身软，面色于黄，遍身虚浮，躁烦焦渴，胸膈疼痛，脾胃不开，饮食少进。

【方歌】五加皮汤青皮椒，丹皮地骨归没硝；
　　　　丁麝香附老葱根，舒筋定痛乐逍遥。

19. 五淋散《太平惠民和剂局方》

【趣记】少妇归老山[注解：芍茯归老（甘草）山]。

【组成】甘草（炙）、栀子仁（炒）、赤芍、赤茯苓、当归。

【功用】清热凉血，利水通淋。

【主治】湿热血淋。尿如豆汁，尿时涩痛，或溲如砂石，脐腹急痛。

20. 五苓散《伤寒论》

【组成】猪苓、茯苓、泽泻、桂枝、白术。

【功用】温阳化气，利水渗湿。

【主治】膀胱气化不利之蓄水证。小便不利，头痛微热，烦渴欲饮，甚则水入即吐，或脐下动悸，吐涎沫而头目眩晕；或短气而咳；或水肿、泄泻。舌苔白，脉浮或浮数。

【方歌】五苓散治太阳腑，白术泽泻猪苓茯；

桂枝化气兼解表，小便通利水饮逐。

21. 五皮饮《华氏中藏经》《三因极一病证方论》

【组成】生姜皮、桑白皮、陈皮、大腹皮、茯苓皮。

【功用】利水消肿，理气健脾。

【主治】脾虚湿盛，气滞水泛之皮水证。一身悉肿，肢体沉重，心腹胀满，上气喘急，小便不利，以及妊娠水肿，苔白腻，脉沉缓。

【方歌】五皮散用五种皮，苓腹陈姜桑白齐；

利水消肿理健脾，脾虚湿滞皮水医。

22. 五仁丸《世医得效方》

【组成】桃仁、杏仁、柏子仁、松子仁、郁李仁、陈皮。

【功用】润肠通便。

【主治】津枯常肠燥证。大便艰难，以及年老和产后血虚便秘，舌燥少津，脉细涩。

【方歌】五仁柏仁杏仁桃，松仁陈皮郁李饶；

烧蜜为丸米饮下，润肠通便效更高。

23. 五神汤《外科真诠》《洞天奥旨》《辨证录》

【组成】茯苓、车前子、金银花、牛膝、紫花地丁。

【功用】清热利湿。

【主治】治委中毒，焮痛色赤，溃速，属湿热凝结者。

【方歌】五神汤治疖疮疔，车前牛膝云茯苓；

银花地丁相为配，红肿疼痛湿热病。

24. 五痿汤《医学心悟》

【趣记】四君知柏卖蚁归（注解：四君知柏麦苡归）。

【组成】人参、白术、茯苓、炙甘草、当归、薏苡仁、麦冬、黄柏、知母。

【功用】补中祛湿，养阴清热。

【主治】五脏痿证。

25. 五味消毒饮《医宗金鉴·外科心法要诀》

【组成】金银花、野菊花、紫花地丁、蒲公英、天葵子。

【功用】清热解毒，消散疔疮。

【主治】火毒结聚的痈疮疔毒。初起局部红肿热痛，或发热恶寒，各种疔毒，疮形如粟，坚硬根深壮如铁钉，舌红，苔黄，脉数。

【方歌】五味消毒疗诸疔，银花野菊蒲公英；
　　　　紫花地丁天葵子，煎加酒服效非轻。

26. 玉真散（《外科正宗》）

【组成】南星、防风、白芷、天麻、羌活、白附子。

【功用】祛风止痉。

【主治】治破伤风牙关紧急，角弓反张，甚则咬牙缩舌。

【方歌】玉真散内用南星，白芷防风羌活灵。天麻还兼白附子，破伤风症奏功能。

27. 五子衍宗丸《摄生众妙方》《医学入门》

【组成】覆盆子、菟丝子、枸杞子、车前子、五味子。

【功用】填精补髓，疏利肾气。

【主治】用于肾虚精亏所致的阳痿不育、遗精早泄、腰痛、尿后余沥及气血两虚，须发早白。

【方歌】五子衍宗有枸杞，覆盆菟丝车五味；
　　　　诸痿皆因元阳弱，力补命火起痿废。

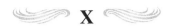

X

1. 犀黄丸《外科证治全生集》

【趣记】黄牛没乳射（注解：黄牛没乳麝）。

【组成】牛黄、乳香、没药（去油，研极细末）、麝香、黄米饭。

【功用】清热解毒，和营消肿。

【主治】乳岩、石疽、横痃、瘰疬、痰核、流注、肺痈、小肠痈。现用于淋巴结炎、乳腺囊性增生、乳腺癌、多发性脓肿、骨髓炎等见舌红、脉滑数者。

2. 犀角地黄汤《外台秘要》《备急千金要方》

【组成】犀角（代）、生地黄、赤芍、牡丹皮。

【功用】清热解毒，凉血散瘀。

【主治】热入血分证。①热扰心神，身热谵语，舌绛起刺，脉细数；②热伤血络，斑色紫黑、吐血、衄血、便血、尿血等，舌红绛，脉数；③蓄血瘀热，喜忘如狂，漱水不欲咽，大便色黑易解。

【方歌】犀角地黄芍牡丹，清热凉血散瘀专；

　　　　热入血分服之安，蓄血伤络吐衄斑。

3. 犀角散《备急千金要方》

【组成】犀角（代）、黄连、茵陈、升麻、栀子。

【功用】清心解毒，泻热退黄。

【主治】急黄。发病急骤，黄疸迅速加深，其色如金，高热烦渴，胁胸腹满，吐血，衄血，便血，神昏谵语，舌质红绛，脉弦滑和细数。

【方歌】犀角散内用黄连，升麻茵陈山栀全；

　　　　清心泻火解热毒，专治热盛阳黄疸。

4. 仙方活命饮《校注妇人良方》《外科发挥》《医宗金鉴》《东垣试效方》

【组成】白芷、贝母、防风、赤芍、当归尾、甘草节、皂角刺、穿山甲、天花粉、乳香、没药、金银花、陈皮。

【功用】清热解毒，消肿溃坚，活血止痛。

【主治】阳证痈疡肿毒初起。红肿焮痛，或身热凛寒，舌苔薄白或黄，脉数有力。

【方歌】仙方活命重银花，归芍乳没陈贝花；
　　　　防芷甲刺甘草酒，解毒活血消痈佳。

5. 先天大造丸《外科正宗》

【组成】紫河车、熟地黄、归身、茯苓、人参、枸杞子、菟丝子、肉苁蓉、黄精、白术、何首乌、川牛膝、淫羊藿、骨碎补、川巴戟、补骨脂（炒）、远志、木香、青盐、丁香、黑枣肉。

【功用】清热解毒，消肿溃坚，活血止痛。

【主治】风寒湿毒侵入经络，初起皮色不变，漫肿无头，或阴虚外寒侵入，初起筋骨疼痛，日久遂成肿痛，溃后脓水清稀，久而不愈，渐成漏证。

【方歌】先天大造补气血，专治痈疽溃后虚；
　　　　脓水清稀难收敛，参术归苓地首乌。
　　　　补骨青盐骨碎补，枸杞黄精远菟丝；
　　　　巴戟仙茅丁木枣，河车牛膝苁蓉俱。

6. 香贝养荣汤《医宗金鉴》

【趣记】香贝养荣八珍汤，再加姜枣和陈梗。

【组成】炒白术、人参、茯苓、陈皮、熟地黄、川芎、当归、贝母（去心）、香附（酒炒）、白芍（酒炒）、桔梗、甘草、生姜、大枣。

【功用】益气养荣。

【主治】上石疽属气血两虚者。

7. 香棱丸《济生方》

【组成】木香、丁香、京三棱、枳壳、青皮、川楝子、茴香（炒）、莪术（用去壳巴豆 30 粒同炒，巴豆黄色，去巴豆，朱砂为衣）。

【功用】行气散寒，化瘀消癥。

【主治】五积，癥块，痰癖，积聚诸证。

【方歌】香棱丸中用青皮，丁茴木香莪术宜；
　　　　再入枳壳川楝子，行气导滞癥块移。

8. 香连丸《太平惠民和剂局方》

【组成】黄连（吴茱萸同炒，去吴茱萸）、木香。

【功用】清热燥湿，行气化滞。

【主治】湿热痢疾，下痢赤白相间，腹痛，里急后重，泄泻黏稠，腹胀肠鸣。

【方歌】香连丸是痢门方，赤白相兼脓血硖；

连用吴萸同炒法，木香生用醋丸凉。

9. 香薷散《太平惠民和剂局方》

【组成】香薷、白扁豆、厚朴。

【功用】祛暑解表，化湿和中。

【主治】阴暑。恶寒发热，头重身痛，无汗，腹痛泄泻，胸脘痞闷，舌苔白腻，脉浮。

【方歌】香薷厚朴白扁豆，入酒少许治阴暑；

新加银翘豆易花，暑温夹湿感寒服。

10. 香砂六君子汤《名医方论》《时方歌括》《医方集解》《太平惠民和剂局方》

【趣记】四君子汤＋木香、砂仁。

【组成】人参、白术、茯苓、甘草、木香、砂仁。

【功用】健脾行气，除痰宽胀。

【主治】治气虚肿满。痰饮结聚脾胃不和变生诸症者。

11. 香苏散《太平惠民和剂局方》

【组成】香附、紫苏叶、炙甘草、陈皮。

【功用】疏散风寒，理气和中。

【主治】外感风寒，气郁不舒证。恶寒身热，头痛无汗，胸脘痞闷，不思饮食，舌苔薄白，脉浮。

【方歌】香苏散内草陈皮，疏散风寒又理气；

外感风寒兼气滞，寒热无汗胸脘痞。

12. 象皮膏《伤科补要》

【组成】大黄、当归、川芎、生地黄、红花、黄连、甘草、荆芥、肉桂、白及、白蔹、冰片 黄蜡、白蜡、土鳖虫、血竭、象皮、龙骨、海螵蛸、珍珠、乳香、没药、人参。

【功用】生肌收口，接骨续损。

【主治】用于腐肉已去，且已控制感染，无脓性分泌物，期待伤口生长进而愈合者。

【方歌】象皮膏中珍橡皮，三黄二白归芍地；

参海冰桂芥花草，乳没土鳖龙蜡竭。

13. 逍遥蒌贝散《中医外科学》

【组成】柴胡、当归、白芍、茯苓、白术、瓜蒌、贝母、半夏、天南星、生牡蛎、山慈姑。

【功用】疏肝理气，化痰散结。

【主治】乳癖，瘰疬，乳癌初起诸证。

【方歌】逍遥蒌贝用柴胡，归芍茯苓山慈姑；

半夏南星生牡蛎，疏肝理气乳癖服。

14. 逍遥散《太平惠民和剂局方》

【趣记】姜二伯负柴草归，何等逍遥（注解：姜二白茯柴草归，荷等逍遥）。

【组成】当归、白芍、柴胡、茯苓、白术、生姜、薄荷、甘草。

【功用】疏肝解郁，养血健脾。

【主治】肝郁血虚脾弱证。两胁痛，头痛目眩，口燥咽干，神疲食少。或月经不调，乳房胀痛，脉弦而虚者。

【方歌】逍遥散用当归芍，柴苓术草加姜薄；

肝郁血虚脾气弱，调和肝脾功效卓。

15. 消风散《外科正宗》

【趣记】珠玛通知疯老高，当地竟产牛仔裤（注解：术麻通知风老膏，当地荆蝉牛子苦）。

【组成】荆芥、防风、蝉蜕、胡麻、苦参、苍术、知母、石膏、木通、当归、生地黄、甘草、牛蒡子。

【功用】疏风除湿，清热养血。

【主治】风疹、湿疹。皮肤瘙痒，疹出色红，或遍身云布斑点，抓破后渗出津水，苔白或黄，脉浮数。

【方歌】消风散中有荆防，蝉蜕胡麻苦参苍；

知膏蒡通归地草，风疹湿疹服之康。

16. 消疬丸《外科真诠》

【趣记】玄参背牡蛎（注解：玄参贝牡蛎）。

【组成】玄参、牡蛎（煅）、川贝。

【功用】软坚化痰。

【主治】阴虚火旺所致之瘰疬、痰核，咽干，舌红，脉弦滑。

17. 消乳丸《证治准绳》

【组成】香附、炙甘草、陈皮、砂仁、麦芽。

【功用】温中快膈，止呕吐，消乳食。

【主治】小儿伤食不化。

【方歌】消乳香附草陈皮，砂仁麦芽消乳积。

18. 小半夏汤《金匮要略》

【趣记】半生。

【组成】半夏、生姜。

【功用】和胃降逆，消痰蠲饮。

【主治】痰饮内停，心下痞闷，呕吐不渴，及胃寒呕吐，痰饮咳嗽。

【方歌】呕家见渴饮当除，不渴应知支饮居；
　　　　半夏一升姜八两，源头探来病根除。

19. 小柴胡汤《伤寒论》

【趣记】三人半夜拉胡琴[注解：三（姜草枣）人半夜拉胡芩]。

【组成】柴胡、黄芩、人参、半夏、大枣、炙甘草、生姜。

【功用】和解少阳。

【主治】①伤寒少阳证。往来寒热，胸胁苦闷，默默不欲饮食，心烦喜呕，口苦，咽干，目眩，舌苔薄白，脉弦。②热入血室证。妇人伤寒，经水适断，寒热发作有时。

【方歌】小柴胡汤和解功，半夏人参甘草从；
　　　　更用黄芩加姜枣，少阳为病此为宗。

20. 小承气汤《伤寒论》

【趣记】大黄厚实。

【组成】大黄、枳实、厚朴。

【功用】轻下热结。

【主治】阳明腑实轻证。谵语潮热，大便秘结，胸腹痞满，舌苔老黄，脉滑而急；或痢疾初起，腹中胀痛，里急后重者。

【方歌】大承气汤用硝黄，配伍枳朴泻力强；
痞满燥实四症见，峻下热结宜此方；
去硝名曰小承气，便硬痞满泻热良；
调胃承气硝黄草，便秘口渴急煎尝。

21. 小活络丹《太平惠民和剂局方》

【趣记】二乌龙没乳难活（注解：二乌龙没乳南活）。

【组成】川乌、草乌、天南星、乳香、没药、地龙。

【功用】祛风除湿化痰，通络活血止痛。

【主治】风寒湿痹。肢体筋脉挛痛，关节屈伸不利，或疼痛游走不定，舌淡紫，苔白，脉沉弦或涩；中风手足不仁，日久不愈，腰腿沉重，或腿臂间作痛。

【方歌】小活络丹南星充，二乌乳没与地龙；
寒湿瘀血成痹痛，搜风活血经络通。

22. 小蓟饮子《重订严氏济生方》录自《玉机微义》

【趣记】地滑，木通铺竹草，截小蓟栀子归（注解：地滑，木通蒲竹草，节小蓟栀子归）。

【组成】生地黄、小蓟、滑石、木通、蒲黄、藕节、淡竹叶、当归、栀子、甘草。

【功用】凉血止血，利水通淋。

【主治】热结下焦之血淋、尿血。尿中带血，小便频数，赤涩热痛，舌红，脉数。

【方歌】小蓟饮子藕蒲黄，木通滑石生地裹；
归草黑栀淡竹叶，血淋热结服之康。

23. 小建中汤《伤寒论》

【趣记】桂枝汤倍芍药＋饴糖。

【组成】饴糖、桂枝、芍药、生姜、大枣、炙甘草。

【功用】温中补虚，和里缓急。

【主治】中焦虚寒，肝脾不和证。腹中拘急疼痛，喜温喜按，神疲乏力，虚怯少气；或心中悸动，虚烦不宁，面色无华；或伴四肢酸楚，手足烦热，咽干口燥，舌淡苔白，脉细弦。

【方歌】小建中汤芍药多，桂姜甘草大枣和；
更加饴糖补中脏，虚劳腹冷服之瘥。

24. 小金丹《外科全生集》

【趣记】射雕没归乌龙鳖，灵芝受辱没（注解：麝胶没归乌龙鳖，灵脂受乳墨）。

【组成】白胶香、草乌头、五灵脂、地龙、木鳖、乳香（去油）、没药（去油）、当归身、麝香、墨炭。

【功用】破瘀通络，祛痰化湿。

【主治】寒湿痰瘀所致的流注、痰核、乳岩、横痃、帖骨疽、瘰疬等疾病，初起肤色不变，肿硬作痛者。

25. 小青龙汤《伤寒论》

【趣记】小青龙汤桂芍麻，干姜辛夏草味加。

【组成】麻黄、芍药、细辛、干姜、炙甘草、桂枝、五味子、半夏。

【功用】解表散寒，温肺化饮。

【主治】外寒里饮证。恶寒发热，头身疼痛，无汗，喘咳，痰涎清稀而量多，胸痞，或干呕，或痰饮喘咳，不得平卧，或身体疼重，头面四肢浮肿，舌苔白滑，脉浮。

【方歌】小青龙汤桂芍麻，干姜辛夏草味加；
　　　　外束风寒内停饮，散寒蠲饮效堪夸。

26. 小陷胸汤《伤寒论》

【趣记】小陷胸汤拌黄瓜（注解：小陷胸汤半黄瓜）。

【组成】黄连、半夏、瓜蒌实。

【功用】清热化痰，宽胸散结。

【主治】小结胸病。痰热互结，胸脘痞闷，按之则痛，咳痰黄稠，舌苔黄腻，脉滑数者。

【方歌】小陷胸汤连夏蒌，宽胸开结涤痰优；
　　　　膈上热痰痞满痛，舌苔黄腻服之休。

27. 小续命汤《备急千金要方》

【组成】麻黄、防风、防己、杏仁、黄芩、人参、甘草、川芎、白芍、大附子、生姜、肉桂心。

【功用】扶正祛风。

【主治】治中风不省人事，神气溃乱，半身不遂，筋急拘挛，口眼㖞斜，语言謇涩。

【方歌】小续命中麻黄汤，防风防己草生姜；

芎芍参附黄芩佐，内虚外风宁急康。

28. 小营煎《景岳全书》

【组成】当归、熟地黄、芍药、山药、枸杞子、炙甘草。

【功用】养血滋阴。

【主治】阴虚血少，面黄乏力，心烦心悸，舌淡，苔薄，脉细弱；或阴虚水亏，伤动血脉而为吐衄；亦用于妇女月经后期，量少色淡，小腹空痛，面色萎黄，头晕，心悸，舌淡，苔薄，脉虚细。

【方歌】小营四物去川芎，加杞炙草山药中；

血源血室源头枯，血虚经闭亦见功。

29. 泻白散《小儿药证直诀》

【趣记】白骨精泻白草（注解：白骨粳泻白草）。

【组成】地骨皮、桑白皮、炙甘草、粳米。

【功用】清泻肺热，止咳平喘。

【主治】肺热喘咳证。气喘咳嗽，皮肤蒸热，日晡尤甚，舌红苔黄，脉细数。

【方歌】泻白桑皮地骨皮，甘草粳米四般宜；

泻肺伏火平喘咳，不伤娇脏显神奇。

30. 泻肺饮《眼科纂要》

【组成】石膏、赤芍、黄芩、桑白皮、枳壳、川木通、连翘、荆芥、防风、栀子、白芷、羌活、甘草。

【功用】清肺泻火，疏风散热。

【主治】抑菌、抗炎症反应、抗变态反应。主要用于结膜角膜等眼部炎症病变属风热上袭者。

【方歌】泻肺饮有芩栀膏，桑皮荆防芍枳翘；

白芷羌活木通草，火眼眵泪热皆抛。

31. 泻肝散《银海精微》

【组成】归尾、大黄、黄芩、知母、桔梗、茺蔚子、芒硝、车前子、防风、赤芍、栀子、连翘、薄荷。

【功用】清泄肝经积热。

【主治】玉翳遮睛。初则红肿，赤脉穿睛，渐渐生白翳膜，初起时如碎米，久则成片遮满乌睛，凝结如玉色。

【方歌】泻肝散内桔归芍，大黄知栀硝防芩；
　　　　茺蔚车前翘荷共，眼痛暴发霎时平。

32. 泻肝汤《秘传眼科龙木论》

【趣记】黑麦充斥骨皮，谁知情（注解：黑麦茺赤骨皮，谁知芩）？

【组成】麦冬、黑参、黄芩、知母、地骨皮、赤芍、茺蔚子。

【功用】滋阴清肝。

【主治】阴虚内热之瞳仁干缺外障证。

33. 泻黄散《小儿药证直诀》

【趣记】泻黄藿防石甘栀。

【组成】藿香叶、栀子仁、石膏、甘草、防风。

【功用】泻脾胃伏火。

【主治】脾胃伏火证。目疮口臭，烦渴易饥，口燥唇干，舌红脉数，以及脾热弄舌等。

【方歌】泻黄甘草与防风，石膏栀子藿香充；
　　　　炒香蜜酒调和服，脾热口疮可见功。

34. 泻心导赤散《医宗金鉴》

【趣记】地连草木（注解：地连草木）。

【组成】生地黄、木通、黄连、甘草梢。

【功用】泻心脾积热。

【主治】心脾积热上发，口舌疮赤糜烂。

35. 泻心汤《银海精微》

【趣记】川军练琴（注解：川军连芩）。

【组成】大黄、黄芩、黄连。

【功用】泻心消痞。

【主治】邪热壅滞心下，气机痞塞证。心下痞满，按之柔软，心烦口渴，小便黄赤，大便不爽或秘结，或吐血衄血，舌红，苔薄黄，脉数。

36. 辛夷清肺饮《外科正宗》

【组成】辛夷、黄芩、山栀、麦冬、百合、煅石膏、知母、甘草、枇杷叶、升麻。

【功用】清肺通窍。

【主治】肺热风湿，热郁凝滞而致的鼻内息肉，初如石榴子，日后渐大，闭塞孔窍，气不宣通。

【方歌】辛夷清肺芩栀杷，知膏麦合草升麻；

　　　　肺胃蕴热痰浊结，鼻中息肉一见化。

37. 新加香薷饮《温病条辨》

【趣记】儒仆巧编金银花（注解：薷朴翘扁金银花）。

【组成】香薷、金银花、鲜扁豆花、厚朴、连翘。

【功用】祛暑解表，清热化湿。

【主治】暑温挟湿，复感于寒证。发热头痛，恶寒无汗，口渴、面赤、胸闷不舒舌苔白腻，脉浮而数。

【方歌】新加香薷朴银翘，扁豆鲜花一起熬；

　　　　暑温口渴汗不出，清热化湿又解表。

38. 新制柴连汤《眼科纂要》

【组成】柴胡、川连、黄芩、赤芍、蔓荆、山栀、胆草、木通、甘草、荆芥、防风。

【功用】祛风清热。

【主治】目暴痒、暴肿、暴红、暴痛，1～2 日后或畏风、畏明之甚，见风则痛如针刺，或泪下如滚汤者，此风而兼热也。

【方歌】新制柴连治翳障，荆防芩芍蔓荆尝；

　　　　木通甘栀龙胆草，泻肝疏风效益彰。

39. 星蒌承气汤《临床中医内科学》

【组成】胆南星、全瓜蒌、生大黄、芒硝。

【功用】化痰通腑。

【主治】中风病痰热腑实证。腹部胀满，大便不通或不畅，口气臭秽，呃逆，舌苔黄厚腻，脉滑实。

【方歌】星蒌承气芒硝黄，中风腑实痰热伤；

　　　　舌红苔黄脉滑数，便秘口臭急煎尝。

40. 杏苏散《温病条辨》

【趣记】杏苏散，二陈三，更值钱（注解：杏苏散，二陈三，梗枳前）。

【组成】苏叶、半夏、茯苓、前胡、苦桔梗、枳壳、甘草、生姜、大枣、杏仁、橘皮。

【功用】轻宣凉燥，理肺化痰。

【主治】外感凉燥证。恶寒无汗，头微痛，咳嗽痰稀，鼻塞咽干，苔白脉弦。

【方歌】杏苏散内夏陈前，枳桔苓草姜枣研；
　　　　轻宣温润治凉燥，咳止痰化病自瘥。

41. 芎芷石膏汤《医宗金鉴》

【组成】川芎、白芷、石膏、藁本、菊花、羌活。

【功用】疏风清热止痛。

【主治】头痛眩晕，头风盛时发作，日久不愈；外感风热头痛。头痛而胀，甚则头痛如裂，发热恶风，面红目赤，口渴喜饮，大便不畅或便秘，小便黄；舌红苔黄，脉浮数。

【方歌】芎芷石膏治头痛，发热恶风面目红；
　　　　羌活菊花和藁本，此方一用风热清。

42. 宣痹汤《温病条辨》

【组成】防己、杏仁、滑石、连翘、山栀、薏苡仁、半夏（醋炒）、晚蚕沙、赤小豆皮。

【功用】清热祛湿，通络止痛。

【主治】湿热痹证。湿聚热蒸，蕴于经络，寒战热炽，骨骱烦疼，舌色灰滞，面目萎黄。

【方歌】宣痹汤寒湿热痹，防栀连翘蚕沙苡；
　　　　滑夏杏仁赤小豆，骨节烦疼效不菲。

43. 旋覆代赭汤《伤寒论》

【趣记】旋覆代赭吓三人（注解：旋覆代赭夏三人）。

【组成】旋覆花、人参、生姜、代赭石、甘草、半夏、大枣。

【功用】降逆化痰、益气和胃。

【主治】胃虚痰阻气逆证。胃脘痞闷或胀满，按之不痛，频频嗳气，或见纳差，呃逆。恶心，甚或呕吐，舌苔白腻，脉缓或滑。

【方歌】旋覆代赭石人参，半夏生姜大枣甘；
　　　　嗳气不除痰气逆，胃虚邪实痞于心。

44. 血府逐瘀汤《医林改错》

【趣记】桃红四物汤＋四逆散＋桔梗、牛膝。

【**组成**】桃仁、红花、当归、生地黄、川芎、赤芍、牛膝、桔梗、柴胡、枳壳、甘草。

【**功用**】活血祛瘀，行气止痛。

【**主治**】胸中血瘀证。症见胸痛、头痛日久不愈，痛如针刺而有定处，或呃逆日久不止，或饮水即呛，干呕，或内热瞀闷，或心悸怔忡，失眠多梦，急躁易怒，入暮潮热，唇暗或两目暗黑，舌质暗红，或舌有瘀斑、瘀点，脉涩或弦紧。

【**方歌**】血府当归生地桃，红花甘草壳赤芍；
柴胡芎桔牛膝等，血化下行不作劳。

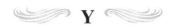

1. 眼珠灌脓方《中医眼科学讲义》

【组成】生大黄、瓜蒌仁、生石膏、玄明粉、枳实、生栀子、夏枯草、黄芩、天花粉、淡竹叶。

【功用】清热解毒。

【主治】凝脂翳，里热炽盛证。病情向纵深发展，胞睑红肿，紧涩难睁，眼目剧痛，强烈羞明，热泪如汤。白睛混赤壅肿，风轮凝脂成片，窟陷深大，黄液上冲，瞳仁紧小。

【方歌】眼珠灌脓方大黄，石膏蒌玄枳栀枯；

黄芩花粉淡竹叶，里热炽盛凝脂翳。

2. 阳毒内消散《药蔹启秘》

【组成】麝香、冰片、白及、姜黄、天南星、甲片、樟冰、轻粉、胆矾、铜绿、青黛。

【功用】活血、消肿、止痛、化痰、解毒。

【主治】阳证肿疡，疮形高肿，根脚紧束，皮红痛剧，发热恶寒，头痛口渴，大便秘结。

【方歌】阳毒内消冰麝香，姜黄及星甲片樟；

轻粉胆矾铜绿黛，活血解毒阳肿疡。

3. 阳和解凝膏《外科全生集》

【组成】鲜牛蒡子（根叶梗）、活白凤仙（梗）、川芎、川附、桂枝、大黄、当归、川乌、肉桂、草乌、地龙、僵蚕、赤芍、白芷、乳香、没药、白蔹、白及、续断、防风、荆芥、五灵脂、木香、香橼、陈皮、黄丹、苏合油、麝香、菜油。

【功用】温经和阳，祛风散寒，调气活血，化痰通络。

【主治】阴疽溃烂，瘰疬结核，冻疮乳疮，寒湿痹痛，及疟疾。

【方歌】解凝蒡透二乌当，附桂龙蚕芍芷黄；

蔹及芎断荆麝防，灵脂陈皮没四香。

4. 阳和汤《外科证治全生集》

【组成】熟地黄、麻黄、鹿角胶、白芥子（炒，研）、肉桂（去皮，研粉）、生甘草、炮姜炭。

【功用】温经散寒，化痰补虚。

【主治】阳虚寒凝而成之流注、阴疽、脱疽、鹤膝风、石疽、贴骨疽等漫肿无头，平塌白陷，皮色不变，酸痛无热，口不渴，舌淡苔白者。

【方歌】阳和汤法解寒凝，贴骨流注鹤膝风；

　　　　熟地鹿胶姜炭桂，麻黄白芥甘草从。

5. 养精种玉汤《傅青主女科》

【趣记】地芍归萸。

【组成】熟地黄、当归、白芍、山茱萸。

【功用】补肾养血。

【主治】肾亏血虚，身体瘦弱，久不受孕。

【方歌】养精种玉女科方，芍药归萸熟地黄；

　　　　血虚不孕经不调，滋肾养血冲任康。

6. 养心汤《仁斋直指》

【组成】黄芪、白茯苓、茯神、半夏曲、当归、川芎、远志（取肉，姜汁淹，焙）、辣桂、柏子仁、酸枣仁、北五味子、人参、炙甘草、生姜、大枣。

【功用】养心安神。

【主治】治心虚血少，惊惕不宁。

【方歌】养心汤用草芪参，二茯芎归柏子寻；

　　　　夏曲远志兼桂味，再加酸枣总宁心。

7. 养血润肤饮《外科证治》

【组成】生地黄、熟地黄、当归、黄芪、天冬（去心）、麦冬（去心）、桃仁、天花粉、红花、黄芩、升麻。

【功用】滋阴养血，润燥止痒。

【主治】①面游风。初起面目浮肿，燥痒起皮，如白屑风状，次渐痒极，延及耳项，有时痛如针刺，湿热盛者浸黄水，风燥盛者干裂，或浸血水，日夜难堪。②皮肤瘙痒，牛皮癣静止期（血虚风燥型），红皮症等。

【方歌】养血润肤二地黄，二冬归芪与升麻；

　　　　桃红花粉黄芩配，滋阴养血消燥痒。

8. 养阴清肺汤《重楼玉钥》

【趣记】何玄母要单卖草地（注解：荷玄母药丹麦草地）。

【组成】生地黄、麦冬、生甘草、玄参、贝母、牡丹皮、薄荷、炒白芍。

【功用】养阴清肺,解毒利咽。

【主治】白喉之阴虚燥热证。喉间起白如腐,不易拭去,并逐渐扩展,病变甚速,咽喉肿痛,初起发热,或不发热,鼻干唇燥,或咳或不咳,呼吸有声,似喘非喘,脉数无力或细数。

【方歌】养阴清肺是妙方,玄参草芍麦地黄;
　　　　薄荷贝母丹皮入,时疫白喉急煎尝。

9. 一贯煎《续名医类案》《柳州医话》

【趣记】一贯杀狗,当地廉卖(注解:一贯沙枸,当地楝麦)。

【组成】北沙参、麦冬、生地黄、当归、枸杞子、川楝子。

【功用】滋阴疏肝。

【主治】肝肾阴虚气郁,胸胁脘腹胀痛,吞酸吐苦,咽干口燥,以及疝气瘕聚,舌红少苔,脉弦细而数。

【方歌】滋阴疏肝一贯煎,生地归杞沙麦楝;
　　　　肝肾阴虚肝气郁,胸脘胁痛吐苦酸。

10. 异功散《小儿药证直诀》

【趣记】四君子汤＋陈皮。

【组成】人参、茯苓、白术、陈皮、甘草。

【功用】益气健脾,行气化滞。

【主治】脾胃气虚兼气滞证。饮食减少,大便溏薄,胸脘痞闷不舒或呕吐泄泻等。

11. 抑阳酒连散《原机启微》

【组成】生地黄、独活、黄柏、防风、知母、蔓荆子、前胡、羌活、白芷、生甘草、黄芩(酒制)、寒水石、栀子、黄连(酒制)、防己。

【功用】滋阴抑阳。

【主治】阴虚阳亢,神水紧小,渐如菜子大,以及神水外围相类虫蚀者,睹物不昏,微有羞涩之证。

【方歌】抑阳酒连羌独防,芩连知柏地栀裹;
　　　　草芷己前蔓荆寒,瞳神紧小效验彰。

12. 益气聪明汤《普济方》《东垣试效方》《证治准绳》

【趣记】参芪草,葛蔓升,黄柏、白芍。

【组成】黄芪、人参、葛根、蔓荆子、白芍、黄柏、炙甘草、升麻。

【功用】益气升阳，聪耳明目。

【主治】中气不足，清阳不升，风热上扰，头痛眩晕，或内障初起，视物不清，或耳鸣耳聋，或赤痛等证。

【方歌】益气聪明芍芪参，蔓葛黄柏炙草升。

13. 益胃汤《温病条辨》

【组成】麦冬、生地黄、玉竹、沙参、冰糖。

【功用】益胃养阴。

【主治】胃阴损伤证。胃脘灼热隐痛，饥不欲食，口干咽燥，大便干结，或干呕、呃逆，舌红少津，脉细数者。

【方歌】益胃汤中沙地黄，麦冬玉竹配冰糖；
　　　　阳明温病伤津气，润药滋干治液伤。

14. 益元散《伤寒直格》

【趣记】灯心炒石砂（注解：灯心草石砂）。

【组成】滑石、甘草、朱砂、灯心汤调服。

【功用】清心解暑，兼能安神。

【主治】暑湿证兼心悸怔忡，失眠多梦者。

15. 薏苡附子败酱散《金匮要略》

【趣记】义父是败将（注解：薏附是败酱）。

【组成】薏苡仁、附子、败酱草。

【功用】排脓消肿，散结消肿。

【主治】肠痈内脓已成，身无热，肌肤甲错，腹皮急，按之濡，如肿状。

16. 薏苡仁汤《类证治裁》《温病条辨》

【组成】薏苡仁、芍药、当归、麻黄、桂枝、苍术、甘草、生姜。

【功用】祛风湿，利关节，止痹痛。

【主治】中风湿痹证。

【方歌】薏苡仁汤芍当归，麻桂苍术姜草配；
　　　　祛风除湿止痹痛，中风湿痹此方递。

17. 茵陈蒿汤《伤寒论》

【组成】茵陈蒿、栀子、大黄。

【功用】泄热，利湿，退黄。

【主治】湿热黄疸。阳黄身热，面目、周身黄如橘色，小便黄赤短涩，大便不畅（或秘），腹微满，口渴胸闷，烦躁不安，或有头汗出，别处无汗，苔黄腻，脉滑数。

【方歌】茵陈蒿汤大黄栀，瘀热阳黄此方施；

便难尿赤腹胀满，功在清热与利湿。

18. 茵陈术附汤《医学心悟》

【趣记】茵陈嘱附姜草贵（注解：茵陈术附草桂）。

【组成】茵陈、白术、附子、干姜、甘草（炙）、肉桂。

【功用】温阳利湿退黄。

【主治】阴黄身冷，脉沉细，身如熏黄，小便自利者。

19. 茵陈四逆汤《卫生宝鉴》

【趣记】茵陈四逆治阴黄。

【组成】茵陈、附子、干姜、炙甘草。

【功用】温里助阳，利湿退黄。

【主治】阴黄证。黄色晦暗，皮肤冷，背恶寒，手足不温，身体沉重，神倦食少，舌淡苔白，脉紧细或沉细无力。

20. 茵陈五苓散《金匮要略》

【趣记】五苓散＋茵陈蒿。

【组成】茵陈蒿、桂枝、白术、猪苓、茯苓、泽泻。

【功用】利湿退黄。

【主治】湿热黄疸，湿重于热，小便不利，烦渴。黄疸病。伤寒或伏暑发黄，小便不利，烦渴。因病未除，忽然一身面目悉黄，如橘子色，由瘀血在里，或因大热，以冷水洗之，湿热相搏，熏蒸肌肉，谓之黄疸。酒积黄疸，小便不利。阴黄，小便不利。

21. 银花甘草汤《外科十法》

【趣记】银花甘草汤，方名即是方。

【组成】金银花、甘草。

【功用】清火解毒。

【主治】疮疡有热毒者。

22. 银花解毒汤《疡科心得集》

【趣记】西单花连花，巧妇瞎哭闹（注解：犀丹花连花，翘茯夏枯闹）。

【组成】金银花、甘草、紫花地丁、犀角（代）、赤茯苓、连翘、牡丹皮、川黄连、夏枯草。

【功用】清火解毒。

【主治】风火湿热，痈疽疔毒。

23. 银翘散《温病条辨》

【趣记】牛到河边去吃草，连花随梗全吃掉（+竹叶、芦根）（注解：牛到荷边去豉草，连花穗梗全吃掉）。

【组成】金银花、连翘、苦桔梗、薄荷、竹叶、生甘草、芥穗、淡豆豉、牛蒡子、芦根。

【功用】辛凉透表，清热解毒。

【主治】温病初起。发热，微恶风寒，无汗或有汗不畅，头痛口渴，咳嗽咽痛，舌尖红，苔薄白或薄黄，脉浮数。

【方歌】银翘散主上焦疴，竹叶荆蒡豉薄荷；

甘桔芦根凉解法，轻疏风热煮无过。

24. 右归丸《景岳全书》

【趣记】父子二山种地归，枸兔鹿肉微火煨（注解：附子二山地归，枸菟鹿肉微火煨）。

【组成】熟附子、肉桂、鹿角胶、熟地黄、山茱萸、山药、枸杞子、杜仲、菟丝子、当归。

【功用】温补肾阳，填精益髓。

【主治】肾阳不足，命门火衰证。年老或久病，气衰神疲，畏寒肢冷，腰膝酸软，阳痿遗精，或阳衰无子，或饮食减少，大便不实，或小便自遗，舌淡苔白，脉沉而迟。

【方歌】右归丸中用附桂，鹿胶地萸药杞随；

杜仲菟丝与当归，温补肾阳填精髓。

25. 右归饮《景岳全书》

【趣记】富贵山地，够种草药（注解：附桂山地，枸仲草药）。

【组成】熟地黄、山药、山茱萸、枸杞子、熟附子、肉桂、杜仲、炙甘草。

【功用】温补肾阳，填精补血。

【主治】肾阳不足证。气怯神疲，腹痛腰酸，手足不温，阳痿遗精，大便溏薄，小便频多，舌淡苔薄，脉来虚细者，或阴盛格阳真寒假热之证。

【方歌】右归饮中用附桂，地杞萸药杜草配。

26. 禹功散《儒门事亲》

【组成】黑丑、茴香（或加木香）、姜汁。

【功用】逐水通便，行气消肿。

【主治】阳水证。遍身水肿，腹胀喘满，大便秘结，小便不利，脉沉有力。水疝，阴囊肿胀，坠重而痛，囊湿汗出，小便短少。

【方歌】儒门事亲禹功散，牵牛茴香一齐研；

　　　　行气逐水又通便，姜汁调下阳水痉。

27. 玉露油膏《药敛启秘》

【组成】芙蓉叶、凡士林。

【功用】凉血、清热、退肿。

【主治】用于局部红肿热痛者。

【方歌】玉露油膏芙蓉叶，拌入润肤凡士林，

　　　　清热退肿兼凉血，红肿热痛外用宜。

28. 玉女煎《景岳全书》

【趣记】十亩麦地一头牛（注解：石母麦地一头牛）。

【组成】石膏、知母、熟地黄、麦冬、怀牛膝。

【功用】清胃热，滋肾阴。

【主治】胃热阴虚证。头痛，牙痛，牙衄，烦热干渴，舌红苔黄而干。亦治消渴，消谷善饥等。

【方歌】玉女石膏熟地黄，知母麦冬牛膝裹；

　　　　肾虚胃火相为病，牙痛齿衄宜煎尝。

29. 玉屏风散《丹溪心法》《医方类聚》

【组成】黄芪（炙）、防风、白术。

【功用】益气固表止汗。

【主治】表虚自汗。汗出恶风，面色㿠白，舌淡，苔薄白，脉浮虚。亦治虚人腠理不固，易感风邪。

【方歌】玉屏风散芪术防，益气固表止汗方；

　　　　表虚自汗汗恶风，亦治虚人易感冒。

30. 玉液汤《医学衷中参西录》

【组成】生山药、生黄芪、知母、生鸡内金、葛根、五味子、天花粉。

【功用】益气生津，润燥止渴。

【主治】气不布津，肾虚胃燥之消渴。津液不布，胃燥耗津，口渴引饮，脾气亏虚，肾失封藏，水精下流，小便频数量多，肾虚胃燥，气虚胃燥津伤，困倦气短，舌嫩红而干，脉虚细无力。

【方歌】玉液止渴效能彰，黄芪山药葛根将；

　　　　鸡金知母天花粉，止渴升元意义长。

31. 玉真散《外科正宗》

【组成】天南星、防风、白芷、天麻、羌活、白附子。

【功用】祛风止痉。

【主治】治破伤风牙关紧急，角弓反张，甚则咬牙缩舌。

【方歌】玉真散内用南星，白芷防风羌活灵；

　　　　天麻还兼白附子，破伤风症奏功能。

32. 毓麟珠《景岳全书》

【组成】人参、炒白术、茯苓、芍药（酒炒）、川芎、炙甘草、当归、熟地黄、菟丝子、杜仲、鹿角霜、川椒。

【功用】补气养血，调经种子。

【主治】妇人气血俱虚，经脉不调，或断续，或带浊，或腹痛，或腰酸，或饮食不甘，瘦弱不孕。

【方歌】毓麟珠中八珍汤，杜仲川椒菟鹿霜；

　　　　温肾养肝调冲任，经乱无胎此方尝。

33. 越婢汤《金匮要略》

【趣记】越婢有三十吗[注解：越婢有三（姜草枣）石麻]？

【组成】麻黄、石膏、生姜、甘草、大枣。

【功用】发汗利水。

【主治】风水夹热证。恶风，一身悉肿，脉浮不渴，续自汗出，无大热者。

34. 越鞠丸《丹溪心法》

【趣记】苍神治熊父（注解：苍神栀芎附）。

【组成】香附、川芎、栀子、苍术、神曲。

【功用】行气解郁。

【主治】六郁证。胸膈痞闷，脘腹胀痛，嗳腐吞酸，恶心呕吐，饮食不消。

【方歌】越鞠丸治六郁侵，香附芎栀苍曲分；

　　　　气血痰火湿食郁，行气解郁法可循。

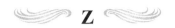

Z

1. 增液承气汤《温病条辨》

【趣记】增液承气妙,皇帝卖元宵(注解:增液承气妙,黄地麦元硝)。

【组成】玄参、麦冬、细生地黄、大黄、芒硝。

【功用】滋阴增液,泄热通便。

【主治】阳明温病,热结阴亏,燥屎不行,下之不通,津液不足,无水舟停,服增液汤不下者。

【方歌】增液承气玄地冬,更加硝黄力量雄;
　　　　热结阴亏肠燥结,滋阴泻下法可宗。

2. 增液汤《温病条辨》

【趣记】曾爷选麦地(注解:增液玄麦地)。

【组成】生地黄、玄参、麦冬。

【功用】增液润燥。

【主治】阳明温病,津亏便秘证。大便秘结,口渴,舌干红,脉细数或沉而无力。

【方歌】增液汤中玄地冬,增水行舟便自通;
　　　　补药之体泻药用,但非重用不为功。

3. 珍珠母丸《普济本事方》

【组成】珍珠母、当归、人参、酸枣仁、柏子仁、犀角、茯神、沉香、龙齿、熟地黄。

【功用】滋阴潜阳,镇惊安神。

【主治】阴血不足、肝阳偏亢证,症见神志不宁、入夜少寐、时而惊悸、头目眩晕、脉细弦等。

【方歌】珍珠归地角沉匀,龙茯人参柏枣仁;
　　　　偏亢肝阳潜镇治,滋阴养血复安神。

4. 真人养脏汤《太平惠民和剂局方》

【趣记】穆桂英药扣人,白当老壳子(注解:木桂罂药蔻人,白当老诃子)。

【组成】木香、诃子、当归、肉豆蔻、罂粟壳、白术、白芍、人参、肉桂、炙甘草。

【功用】涩肠固脱，温补脾肾。

【主治】久泻久痢，脾肾虚寒证。泻痢无度，滑脱不禁，甚至脱肛坠下，脐腹疼痛，喜温喜按，倦怠食少，舌淡苔白脉迟细。

【方歌】真人养脏木香诃，当归肉蔻与粟壳；

术芍参桂甘草共，脱肛久痢服之瘥。

5. 真武汤《伤寒论》

【趣记】珠江少妇灵（注解：术姜芍附苓）。

【组成】熟附子、茯苓、白术、白芍、生姜。

【功用】温阳利水。

【主治】阳虚水泛证。畏寒肢厥，小便不利，心下悸动不宁，头目眩晕，身体筋肉瞤动，站立不稳，四肢沉重疼痛，浮肿，腰以下为甚；或腹痛，泄泻；或咳喘呕逆。舌质淡胖，有齿痕，舌苔白滑，脉沉细。

【方歌】真武苓附术芍姜，温阳利水壮肾阳；

脾肾阳虚水气停，腹痛悸眩瞤惕恙。

6. 镇肝熄风汤《医学衷中参西录》

【组成】白芍、天冬、玄参、生牡蛎、代赭石、茵陈、生麦芽、龟甲、牛膝、甘草、生龙骨、川楝子。

【功用】镇肝息风，滋阴潜阳。

【主治】类中风。头目眩晕，目胀耳鸣，脑部热痛，面色如醉，心中烦热，或时常噫气，或肢体渐觉不利，口眼渐形喎斜；甚或眩晕颠仆，昏不知人，移时苏醒，或醒后不能复元，脉弦长有力。

【方歌】镇肝息风芍天冬，玄参牡蛎赭茵从；

麦龟膝草龙川楝，肝阳上亢能奏功。

7. 正骨紫金丹《医宗金鉴》

【组成】丁香、木香、瓜儿血竭、儿茶、熟大黄、红花、当归、莲肉、白茯苓、白芍、牡丹皮、甘草。

【功用】散瘀消肿。

【主治】治跌打损伤，并一切瘀血凝滞疼痛或肿胀。

8. 正容汤《审视瑶函》

【组成】羌活、白附子、防风、秦艽、胆南星、白僵蚕、半夏（制）、木瓜、甘草、茯神（又名黄松节）。

【功用】祛风化痰，舒筋活络。

【主治】风痰痹阻经络，仪容不正，症见口眼㖞斜，面部麻木，口角流涎。

【方歌】正容秦艽茯木瓜，僵蚕胆星白附夏；

羌防甘草黄松节，生姜三片酒服佳。

9. 知柏地黄丸《医宗金鉴》《症因脉治》

【趣记】六味地黄丸＋知母、黄柏。

【组成】熟地黄、山药、山茱萸、茯苓、泽泻、牡丹皮、知母、黄柏。

【功用】滋阴降火。

【主治】肝肾阴虚，虚火上炎。头目眩晕，耳聋耳鸣，虚火牙痛，五心烦热，腰膝酸痛，血淋尿痛，遗精梦泄，骨蒸潮热，盗汗颧红，咽干口燥，舌质红，脉细数。

10. 栀子柏皮汤《伤寒论》

【趣记】黄伯炒栀子（注解：黄柏草栀子）。

【组成】栀子、黄柏、甘草。

【功用】清热利湿。

【主治】黄疸，热重于湿证。身热发黄，心中懊恼，口渴舌红苔黄，脉濡数或滑数。

11. 栀子豉汤《伤寒论》

【组成】栀子、淡豆豉。

【功用】清宣郁热。

【主治】热郁胸膈证。虚烦不眠，身热懊恼，胸脘痞满，按之软而不硬，嘈杂似饥，但不欲食，舌红苔微黄，脉数。

【方歌】栀子豉汤治懊恼，虚烦不眠此方好；

前证兼呕加生姜，若是少气加甘草。

12. 栀子金花丸《景岳全书》

【组成】栀子、黄连、黄芩、黄柏、大黄、金银花、知母、天花粉。

【功用】清热降火解毒。

【主治】口舌生疮，牙龈肿痛，目赤咽痛，鼻衄，便秘。

【方歌】栀子金花有四黄，再加知母天花粉；

口舌生疮牙龈肿，目赤咽痛鼻衄良。

13. 栀子胜奇散《原机启微》

【组成】蛇蜕、草决明、川芎、荆芥穗、炒蒺藜、谷精草、菊花、防风、羌活、密蒙花、炙甘草、蔓荆子、木贼草、栀子、黄芩。

【功用】疏风，清热，明目。

【主治】胬肉攀睛，并有眵泪，羞涩难开。

【方歌】栀子胜奇散蜕蜕，蒺藜谷精甘草配；
木贼黄芩草决明，菊花栀子芎芥穗；
羌活蒙花及防风，加入蔓荆胬肉退。

14. 止痛如神方《医宗金鉴》

【组成】秦艽、桃仁、皂角子（烧存性，研）、苍术、防风、黄柏（酒炒）、当归尾（酒洗）、泽泻、槟榔、熟大黄。

【功用】清热，祛风，除湿。

【主治】痔核肿胀痛痒者。

【方歌】止痛如神金鉴方，秦桃皂角苍术防；
再加黄柏归泽入，槟榔大黄痔核尝。

15. 止带方《世补斋不谢方》

【组成】猪苓、车前子、泽泻、茵陈、赤芍、牡丹皮、黄柏、栀子、牛膝。

【功用】清利湿热止带。

【主治】湿热下注之带下。带下量多，色白或色黄，质黏腻有臭气，胸闷口腻，纳食较差，或小腹作痛，阴中瘙痒，小便短赤，舌红，苔黄腻，脉数或滑数。

【方歌】止带方中用猪苓，栀柏车丹赤茵承；
泽膝清热又利湿，湿热带下最相应。

16. 止嗽散《医学心悟》

【趣记】陈耿百草苑借钱（注解：陈梗百草菀芥前）。

【组成】百部、紫菀、桔梗、白前、荆芥、炙甘草、陈皮。

【功用】止嗽化痰，宣肺解表。

【主治】外感咳嗽咽痒，咳痰不爽，或微有恶风发热，舌苔薄白，脉浮缓。

【方歌】止嗽散用百部菀，白前桔草荆陈研；
宣肺祛风止咳痰，姜汤调服不必煎。

17. 指迷茯苓丸《备急千金要方》

【组成】茯苓、白术、椒目、木防己、葶苈、泽泻、甘遂、赤小豆、前胡、芫花、桂心、芒硝。

【功用】利水消胀，化湿除满。

【主治】水肿胀满证。

【方歌】备急指迷茯苓丸，椒目术防术葶泽；

　　　　赤豆遂芫前桂硝，利水消胀水肿除。

18. 枳实导滞丸《内外伤辨惑论》

【趣记】责令朱芩只练军曲（注解：泽苓术苓枳连芩曲）。

【组成】大黄、白术、泽泻、茯苓、神曲、黄连、黄芩、枳实。

【功用】消食化积，清热利湿。

【主治】湿热食积。脘腹胀痛，大便秘结，下利泄泻，小便短赤，舌苔黄腻，脉沉有力。

【方歌】枳实导滞曲大黄，芩连白术茯苓裹；

　　　　泽泻蒸饼糊丸服，湿热积滞力能攘。

19. 枳实消痞丸《兰室秘藏》

【趣记】四君子后半生只练雅曲（注解：四君子厚半生枳连芽曲）。

【组成】枳实、厚朴、黄连、半夏曲、干生姜、麦芽、人参、茯苓、白术、炙甘草。

【功用】行气消痞，健脾和胃。

【主治】脾胃虚弱，气壅湿聚。心下痞满，不思饮食，倦怠乏力，或胸腹胀闷，食少呕恶，大便不畅，苔厚腻，脉弦滑。

【方歌】枳实消痞四君全，麦芽夏曲朴姜连；

　　　　脾虚气滞寒热证，消中有补两相兼。

20. 枳实薤白桂枝汤《金匮要略》

【趣记】止泻后食瓜（注解：枝薤厚实瓜）。

【组成】枳实、薤白、桂枝、瓜蒌、厚朴。

【功用】通阳散结祛痰下气。

【主治】胸阳不振痰气互结之胸痹。胸满而痛，甚或胸痛彻背，喘息咳唾，短气，气从胁下冲逆，上攻心胸，舌苔白腻，脉沉弦或紧。

【方歌】枳实薤白桂枝汤，厚蒌合治胸痹方；

胸阳不振痰气结，通阳散结下气强。

21. 枳术丸《脾胃论》

【趣记】主时（注解：术实）。

【组成】枳实、白术。

【功用】健脾消痞。

【主治】脾虚气滞，饮食停聚。胸脘痞满，不思饮食。

22. 炙甘草汤《伤寒论》

【组成】炙甘草、人参、大枣、生地黄、阿胶、麻仁、麦冬、桂枝、生姜、清酒。

【功用】益气滋阴，通阳复脉。

【主治】①阴血阳气虚弱，心脉失养证。脉结代，心动悸，虚羸少气，舌光少苔，或质干而瘦小者。②虚劳肺痿。干咳无痰，或咳吐涎沫，量少，形瘦短气，虚烦不眠，自汗盗汗，咽干舌燥，大便秘结，脉虚数。

【方歌】炙甘草汤枣地胶，麻仁麦桂姜酒熬；

益气温阳养阴血，复脉定悸肺痿方。

23. 舟车丸《景岳全书》

【趣记】将军牵牛虽滑稽，牧郎清晨轻粉装（注解：将军牵牛遂花戟，木榔青陈轻粉装）。

【组成】大黄、甘遂、大戟、芫花、青皮、陈皮、牵牛子、木香、轻粉、槟榔。

【功用】峻下逐水。

【主治】治水肿、水胀属实者。水湿内停，气血壅滞，不得宣通，水肿水胀，二便秘塞，脉沉实有力。

【方歌】丹溪心法舟车丸，甘遂大戟与芫花；

大黄青陈牵木香，水肿水胀实证康。

24. 朱砂安神丸《内外伤辨惑论》

【趣记】老朱当皇帝（注解：老朱当黄地）。

【组成】朱砂、黄连、当归、生地黄、炙甘草。

【功用】镇心安神，清热养血。

【主治】心火亢盛，阴血不足证。失眠多梦，惊悸怔忡，心烦神乱，或胸中懊恼，舌尖红，脉细数。

【方歌】朱砂安神东垣方，归连甘草合地黄；

　　　　怔忡不寐心烦乱，养阴清热可复康。

25. 猪苓散《银海精微》

【组成】猪苓、木通、栀子、狗脊、萹蓄、滑石、车前子、苍术、大黄。

【功用】清热除湿。

【主治】治湿热所致云雾移睛。

【方歌】银海精微猪苓散，狗脊萹蓄车前苍；

　　　　木通大黄栀滑石，湿热云雾移睛尝。

26. 猪苓汤《伤寒论》

【组成】阿胶、滑石、猪苓、茯苓、泽泻。

【功用】利水，养阴，清热。

【主治】水热互结证。小便不利，发热，口渴欲饮，或心烦不寐，或兼有咳嗽、呕恶、下利，舌红苔白或微黄，脉细数。又治血淋，小便涩痛，点滴难出，小腹满痛者。

【方歌】猪苓汤内有茯苓，泽泻阿胶滑石并；

　　　　小便不利兼烦渴，滋阴利水症自平。

27. 竹叶黄芪汤《医宗金鉴》

【组成】人参、黄芪、煅石膏、半夏、麦冬、白芍、川芎、当归、黄芩、生地黄、甘草、竹叶、生姜、灯心草。

【功用】清热除烦，益气生津。

【主治】糖尿病之中焦火盛者、皮肤感染性疾病之发热口渴；气血虚弱者、无名肿毒之伤津少气者及肢体溃疡之久不收口者。

【方歌】竹叶黄芪汤四物，麦冬夏草参石膏；

　　　　黄芩生姜灯心草，滋阴生津清热高。

28. 竹叶石膏汤《伤寒论》

【趣记】厦门人煮食干净米（注解：厦门人竹石甘粳米）。

【组成】竹叶、石膏、半夏、麦冬、人参、甘草、粳米。

【功用】清热生津，益气和胃。

【主治】伤寒、温病、暑热余热未清，气津两伤证。身热多汗，心胸烦闷，气逆欲呕，口干喜饮，或虚烦不寐，舌红少苔，脉虚数。

【方歌】竹叶石膏参麦冬，半夏粳米甘草从；

清补气津又和胃，余热耗伤气津用。

29. 助阳活血汤《审视瑶函》

【组成】炙甘草、黄芪、当归、防风、蔓荆子、白芷、柴胡、升麻。

【功用】补血祛风，疏肝清热。

【主治】眼睑无力，常欲垂闭，致热壅白睛，红眵多泪，无疼痛而瘾涩难开。

【方歌】审视助阳活血汤，草芪归芷蔓荆防；

补血祛风加柴升，疏肝清热用之康。

30. 驻车丸《备急千金要方》

【组成】黄连、阿胶、当归、干姜。

【功用】清热化湿，养阴止痢。

【主治】痢久伤阴，湿热未尽，下利赤白，里急后重，脐腹疼痛，心中烦热；亦治休息痢。

【方歌】驻车丸中有黄连，阿胶当归干姜全；

虚坐怒责阴虚痢，清肠温脾力能堪。

31. 壮筋续骨丹《伤科大成》

【组成】当归、菟丝子、党参、补骨脂、刘寄奴、川芎、白芍、杜仲、桂枝、三七、虎骨（代）、木瓜、熟地黄、川续断、五加皮、骨碎补、黄芪、䗪虫。

【功用】壮筋续骨。

【主治】骨折伤筋后期，筋骨软疲者。

【方歌】壮筋续骨归四物，菟参五加桂三骨；

仲七木瓜芪川断，盛了还能续筋骨。

32. 壮筋养血汤《伤科补要》

【组成】白芍、当归、川芎、续断、红花、生地黄、牛膝、牡丹皮、杜仲。

【功用】壮筋、养血。

【主治】外伤筋络证。

【方歌】壮筋养血杜续膝，归芎地芍红丹皮；

活血壮筋治法好，新旧筋伤两相宜。

33. 资生健脾丸《先醒斋医学广笔记》

【组成】莲子肉、薏苡仁、砂仁、桔梗、白扁豆、白茯苓、人参、甘草、白术、山药、藿香、橘红、黄连、泽泻、芡实、山楂、麦芽、白豆蔻。

【功用】补益脾胃，益气安胎。

【主治】脾胃虚弱妊娠胎坠证及小儿疳证。

【方歌】参苓白术泽泻芡，陈皮藿香橘红连；
　　　　山楂麦芽豆蔻白，善治疳气资生健。

34. 滋阴除湿汤《外科正宗》

【组成】川芎、当归、白芍、熟地黄、柴胡、黄芩、陈皮、知母、贝母、泽泻、地骨皮、甘草、生姜。

【功用】滋阴养血，和解少阳，除湿。

【主治】鹳口疽初起，朝寒暮热，日轻夜重，状如疟疾。

【方歌】柴胡黄芩四物汤，知母地骨陈贝裹；
　　　　泽泻生姜甘草入，滋阴除湿效堪当。

35. 滋阴地黄丸《证治准绳》

【组成】熟地黄、茯苓、山茱萸、菊花、牡丹皮、何首乌、黄柏。

【功用】滋阴降火。

【主治】肾阴不足，两耳虚鸣，脓汁不干者。

【方歌】滋阴地黄丸七味，地丹菊首柏苓萸；
　　　　阴虚火旺两耳鸣，滋阴降火效甚慰。

36. 滋阴退翳汤《眼科临证笔记》

【组成】玄参、知母、生地黄、麦冬、蒺藜、木贼、菊花、青葙子、蝉蜕、菟丝子、甘草。

【功用】滋阴，退翳，明目。

【主治】鱼鳞障症（结核性角膜实质炎），症见两黑珠之上白膜层层，瞳孔微露，酸涩昏蒙，白珠略带水红色。

【方歌】滋阴退翳玄地麦，菊知蒺藜青葙贼；
　　　　木贼蝉衣菟丝草，翳障后期正合拍。

37. 紫雪丹《苏恭方》录自《外台秘要》

【组成】黄金、寒水石、石膏、磁石、滑石、玄参、羚羊角（代）、犀角（代）、升麻、沉香、丁香、青木香、甘草。

【功用】清热开窍，息风止痉。

【主治】温热病，热闭心包及热盛动风证。高热烦躁，神昏谵语，痉厥，口渴唇焦，尿赤便闭，舌质红绛，苔黄燥，脉数有力或弦数；以及小儿热盛惊厥。

【方歌】紫雪犀羚朱芒硝，硝石金寒滑磁膏；

　　　　丁沉木麝升玄草，热陷痉厥服之消。

38. 左归丸《景岳全书》

【趣记】狗兔归了山，愚牛陆地迁（注解：枸菟龟了山，萸牛鹿地迁）。

【组成】熟地黄、山药、山茱萸、枸杞子、牛膝、菟丝子、鹿角胶、龟甲胶。

【功用】滋阴补肾，填精益髓。

【主治】真阴不足证。头晕目眩，腰酸腿软，遗精滑泄，自汗盗汗，口燥舌干，舌红少苔，脉细。

【方歌】左归丸内山药地，萸肉枸杞与牛膝；

　　　　菟丝龟鹿二胶合，壮水之主方第一。

39. 左归饮《景岳全书》

【趣记】山地猪狗服甘草（注解：山地茱枸茯甘草）。

【组成】熟地黄、山药、山茱萸、枸杞子、茯苓、炙甘草。

【功用】补益肾阴。

【主治】真阴不足证。腰酸遗泄，盗汗，口燥舌干，口渴欲饮，舌尖红，脉细数。

40. 左金丸《丹溪心法》

【组成】黄连、吴茱萸。

【功用】清泻肝火，降逆止呕。

【主治】肝火犯胃证。胁肋疼痛，嘈杂吞酸，呕吐口苦，舌红苔黄，脉弦数。

【方歌】左金连萸六比一，胁痛吞酸悉能医；

　　　　再加芍药名戊己，专治泻痢痛在脐。

附录　中医各科常用方剂索引

一、妇科常用方剂目录

1. 一贯煎
2. 二仙汤
3. 二至丸
4. 二陈汤
5. 八正散
6. 八珍汤
7. 人参养荣汤
8. 大黄牡丹皮汤
9. 大补元煎
10. 小蓟饮子
11. 小柴胡汤
12. 上下相资汤
13. 五味消毒饮
14. 丹栀逍遥散
15. 少腹逐瘀汤
16. 六君子汤
17. 开郁种玉汤
18. 四乌贼骨一蘆茹丸
19. 四君子汤
20. 生脉散
21. 生化汤
22. 失笑散
23. 归脾汤
24. 归肾丸
25. 平胃散
26. 艾附暖宫丸
27. 甘麦大枣汤
28. 龙胆泻肝汤
29. 仙方活命饮
30. 圣愈汤
31. 左归丸
32. 右归丸
33. 玉屏风散
34. 三仁汤
35. 半夏白术天麻汤
36. 当归补血汤
37. 当归建中汤
38. 当归生姜羊肉汤
39. 小营煎
40. 阳和汤
41. 血府逐瘀汤
42. 百合固金汤
43. 导赤散
44. 补中益气汤
45. 身痛逐瘀汤
46. 两地汤
47. 苍附导痰丸
48. 寿胎丸
49. 完带汤
50. 金匮肾气丸
51. 知柏地黄丸
52. 参苓白术散
53. 固本止崩汤
54. 苓桂术甘汤
55. 独活寄生汤
56. 济生肾气丸

二、儿科常用方剂目录

89. 龙胆泻肝汤
90. 葛根黄芩黄连汤
91. 普济消毒饮
92. 温胆汤
93. 犀角地黄汤
94. 四君子汤

95. 防风通圣汤
96. 新加香薷饮
97. 缩泉丸
98. 增液汤
99. 枳实导滞丸
100. 藿香正气散

三、皮肤科常用方剂目录

1. 八珍汤
2. 白虎汤
3. 保元汤
4. 半夏泻心汤
5. 半夏厚朴汤
6. 萆薢渗湿汤
7. 萆薢化毒汤
8. 补中益气汤
9. 八正散
10. 除湿胃苓汤
11. 柴胡桂枝干姜汤
12. 柴胡疏肝散
13. 川芎茶调散
14. 大承气汤
15. 大黄附子汤
16. 大青龙汤
17. 导赤散
18. 当归芍药散
19. 当归四逆散/汤
20. 当归饮子
21. 地黄饮子
22. 独活寄生汤
23. 二陈汤
24. 二妙丸
25. 二至丸
26. 防风通圣散

27. 茯苓饮
28. 桂枝汤
29. 葛根汤
30. 桂枝茯苓丸
31. 桂枝麻黄各半汤
32. 甘草泻心汤
33. 甘露消毒丹
34. 活血散瘀汤
35. 黄连解毒汤
36. 黄芪桂枝五物汤
37. 化斑汤
38. 化斑解毒汤
39. 化坚二陈丸
40. 金匮肾气丸
41. 金铃子散
42. 荆防败毒散
43. 理中汤
44. 凉血四物汤
45. 六味地黄丸
46. 龙胆泻肝汤
47. 苓甘五味姜辛汤
48. 麻黄附子细辛汤
49. 麻黄汤
50. 麻黄连翘赤小豆汤
51. 麻杏石甘汤
52. 枇杷清肺饮

53. 平胃散
54. 普济消毒饮
55. 清瘟败毒饮
56. 秦艽丸
57. 清骨散
58. 清营汤
59. 清暑汤
60. 清骨散
61. 七宝美髯丹
62. 三仁汤
63. 四君子汤
64. 四物消风饮
65. 四妙勇安汤
66. 四逆散
67. 四逆汤
68. 透脓散
69. 参苓白术散
70. 神应养真丹
71. 桃红四物汤
72. 通窍活血汤
73. 痛泻要方
74. 温胆汤
75. 温经汤
76. 五苓散

77. 五味消毒饮
78. 五子衍宗丸
79. 泻黄散
80. 犀角地黄汤
81. 仙方活命饮
82. 消风散
83. 逍遥散
84. 辛夷清肺饮
85. 小柴胡汤
86. 血府逐瘀汤
87. 玉屏风散
88. 阳和汤
89. 益胃汤
90. 薏苡附子败酱散
91. 养血润肤饮
92. 茵陈蒿汤
93. 一贯煎
94. 银翘散
95. 越婢汤
96. 栀子金花丸
97. 猪苓汤
98. 增液汤
99. 竹叶石膏汤
100. 真武汤

四、眼科常用方剂目录

1. 一贯煎
2. 二至丸
3. 二陈汤
4. 八珍汤
5. 十全大补汤
6. 三仁汤
7. 小柴胡汤
8. 五味消毒饮

9. 六味地黄丸
10. 五苓散
11. 六君子汤
12. 天王补心丹
13. 天麻钩藤饮
14. 化斑汤
15. 化坚二陈丸/汤
16. 玉女煎

五、耳鼻咽喉科常用方剂目录

六、肿瘤科常用方剂目录

七、骨伤科常用方剂目录

八、肛肠科常用方剂目录

25. 逍遥散
26. 柴胡疏肝散
27. 痛泻要方
28. 当归芍药汤
29. 丹栀逍遥散
30. 良附丸
31. 六磨汤
32. 沉香化滞丸
33. 四磨汤
34. 枳实消痞丸
35. 桃仁承气汤
36. 血府逐瘀汤
37. 膈下逐瘀汤
38. 槐花散
39. 十灰散
40. 失笑散
41. 地榆丸
42. 活血散瘀汤
43. 黄土汤
44. 槐角丸
45. 清营汤
46. 凉血地黄汤
47. 黄连解毒汤
48. 三黄丸
49. 当归龙荟丸
50. 普济消毒饮
51. 龙胆泻肝汤
52. 芍药汤
53. 白头翁汤
54. 青蒿鳖甲汤
55. 疏风清热饮
56. 玉女煎
57. 香连丸
58. 黄芩汤

59. 乌梅丸
60. 三仁汤
61. 胃苓汤
62. 除湿胃苓汤
63. 二妙丸/散
64. 三妙丸
65. 滋阴除湿
66. 化毒除湿
67. 理中汤/丸
68. 附子理中汤
69. 黄芪建中汤
70. 四逆汤
71. 当归四逆散/汤
72. 赤石脂丸
73. 保和丸
74. 木香槟榔丸
75. 人参健脾丸/汤
76. 枳实导滞丸
77. 凉膈清肠散/汤
78. 麻子仁丸
79. 五仁丸
80. 苁蓉润肠丸
81. 济川煎
82. 增液承气汤
83. 大承气汤
84. 调胃承气汤
85. 酸枣仁汤
86. 甘麦大枣汤
87. 仙方活命饮
88. 五味消毒饮
89. 托里消毒散
90. 薏苡附子败酱散
91. 五神汤
92. 止痛如神方

93. 大黄牡丹皮汤
94. 四妙勇安汤
95. 阳和汤
96. 透脓散

97. 当归饮子
98. 消风散
99. 增液汤
100. 百合固金汤

九、针灸科常用方剂目录

1. 麻黄汤
2. 桂枝汤
3. 活血止痛汤
4. 小青龙汤
5. 止嗽散
6. 银翘散
7. 桑菊饮
8. 麻杏石甘汤
9. 败毒散
10. 大承气汤
11. 七厘散
12. 麻子仁丸
13. 柴胡疏肝散
14. 小柴胡汤
15. 涤痰汤
16. 虎潜丸
17. 四逆散
18. 逍遥散
19. 痛泻要方
20. 半夏泻心汤
21. 白虎汤
22. 蠲痹汤
23. 清营汤
24. 犀角地黄汤
25. 凉膈散
26. 导赤散
27. 龙胆泻肝汤
28. 清胃散

29. 玉女煎
30. 白头翁汤
31. 青蒿鳖甲汤
32. 理中汤/丸
33. 小建中汤
34. 四逆汤
35. 当归四逆汤
36. 四君子汤
37. 参苓白术散
38. 补中益气汤
39. 生脉散
40. 玉屏风散
41. 四物汤
42. 归脾汤
43. 炙甘草汤
44. 六味地黄丸
45. 左归丸
46. 大补阴丸
47. 一贯煎
48. 肾气丸
49. 右归丸
50. 地黄饮子
51. 天王补心丹
52. 酸枣仁汤
53. 朱砂安神丸
54. 安宫牛黄丸
55. 紫雪丹
56. 苏合香丸

57. 真人养脏汤
58. 四神丸
59. 防风通圣散
60. 保和丸
61. 温经汤
62. 越鞠丸
63. 半夏厚朴汤
64. 苏子降气汤
65. 定喘汤
66. 旋覆代赭汤
67. 血府逐瘀汤
68. 补阳还五汤
69. 小蓟饮子
70. 川芎茶调散
71. 小活络丹
72. 牵正散
73. 羚角钩藤汤
74. 镇肝熄风汤
75. 天麻钩藤饮
76. 大定风珠
77. 杏苏散
78. 清燥救肺汤

79. 增液汤
80. 百合固金汤
81. 藿香正气散
82. 八正散
83. 三仁汤
84. 五苓散
85. 真武汤
86. 独活寄生汤
87. 二陈汤
88. 温胆汤
89. 三子养亲汤
90. 半夏白术天麻汤
91. 益气聪明汤
92. 耳聋左慈丸
93. 人参养荣汤
94. 普济消毒饮
95. 五味消毒饮
96. 消风散
97. 桃红四物汤
98. 缩泉丸
99. 知柏地黄丸
100. 吴茱萸汤

十、推拿科常用方剂目录

1. 麻黄汤
2. 桂枝汤
3. 黄芪桂枝五物汤
4. 小青龙汤
5. 银翘散
6. 麻杏石甘汤
7. 败毒散
8. 大承气汤
9. 麻子仁丸
10. 小柴胡汤

11. 四逆散
12. 逍遥散
13. 半夏泻心汤
14. 白虎汤
15. 犀角地黄汤
16. 黄连解毒汤
17. 导赤散
18. 龙胆泻肝汤
19. 白头翁汤
20. 青蒿鳖甲汤

十一、肺病科常用方剂目录

73. 五苓散
74. 五味消毒饮
75. 吴茱萸汤
76. 旋覆代赭汤
77. 血府逐瘀汤
78. 犀角地黄汤
79. 小柴胡汤
80. 小建中汤
81. 小青龙汤
82. 香薷散
83. 杏苏散
84. 小陷胸汤
85. 逍遥散
86. 泻白散
87. 一贯煎
88. 右归饮
89. 加味桔梗汤
90. 玉女煎
91. 玉屏风散
92. 银翘散
93. 养阴清肺汤
94. 炙甘草汤
95. 左金丸
96. 猪苓汤
97. 止嗽散
98. 真武汤
99. 增液承气汤
100. 竹叶石膏汤

十二、脾胃科常用方剂目录

1. 八珍汤
2. 八正散
3. 白头翁汤
4. 半夏白术天麻汤
5. 半夏厚朴汤
6. 半夏泻心汤
7. 保和丸
8. 补阳还五汤
9. 补中益气汤
10. 参苓白术散
11. 柴胡疏肝散
12. 川芎茶调散
13. 大柴胡汤
14. 大承气汤
15. 大黄牡丹皮汤
16 大建中汤
17. 丹参饮
18. 丹栀逍遥散
19. 当归四逆散
20. 导赤散
21. 调胃承气汤
22. 丁香散
23. 二陈汤
24. 甘草泻心汤
25. 葛根芩连汤
26. 膈下逐瘀汤
27. 归脾汤
28. 桂枝汤
29. 化肝煎
30. 化积丸
31. 黄芪建中汤
32. 黄芪汤
33. 黄土汤
34. 藿香正气散
35. 济川煎
36. 金匮肾气丸

十三、脑病科常用方剂目录

1. 安神定志丸
2. 补阳还五汤
3. 半夏白术天麻汤
4. 半夏厚朴汤
5. 黄连解毒汤
6. 柴胡疏肝散
7. 菖蒲郁金汤
8. 川芎茶调散
9. 大补元煎
10. 大承气汤
11. 大定风珠
12. 大秦艽汤
13. 导痰汤
14. 涤痰汤
15. 地黄饮子
16. 大补阴丸
17. 九味羌活汤
18. 定志丸
19. 独参汤
20. 独活寄生汤
21. 二陈汤
22. 二妙散
23. 二阴煎
24. 七福饮
25. 甘麦大枣汤
26. 葛根芩连汤
27. 葛根汤
28. 归脾汤
29. 河车大造丸
30. 麻子仁丸
31. 化痰通络汤
32. 肾气丸
33. 黄连阿胶汤
34. 黄连温胆汤
35. 黄芪桂枝五物汤
36. 交泰丸
37. 保和丸
38. 四君子汤
39. 羚角钩藤汤
40. 羚羊角汤
41. 六君子汤
42. 六味地黄丸
43. 六郁汤
44. 龙胆泻肝汤
45. 麦味地黄丸
46. 当归六黄汤
47. 增液承气汤
48. 牛黄清心丸
49. 理中丸
50. 杞菊地黄丸
51. 牵正散
52. 羌活胜湿汤
53. 清热化痰汤
54. 清营汤
55. 左金丸
56. 生脉散
57. 平胃散
58. 四逆汤
59. 阿胶鸡子黄汤
60. 参附汤
61. 参苓白术散
62. 四妙丸
63. 四逆散
64. 四味回阳饮

65. 四物汤
66. 苏合香丸
67. 酸枣仁汤
68. 桃核承气汤
69. 天麻钩藤饮
70. 天麻丸
71. 天王补心丹
72. 通关散
73. 通窍活血汤
74. 温胆汤
75. 吴茱萸汤
76. 犀角地黄汤
77. 一贯煎
78. 香砂六君子汤
79. 逍遥散
80. 小柴胡汤
81. 小续命汤
82. 星蒌承气汤

83. 芎芷石膏汤
84. 增液汤
85. 血府逐瘀汤
86. 金铃子散
87. 右归丸
88. 右归饮
89. 越鞠丸
90. 珍珠母丸
91. 镇肝熄风汤
92. 知柏地黄丸
93. 半夏泻心汤
94. 指迷茯苓丸
95. 五苓散
96. 朱砂安神丸
97. 温脾汤
98. 济川煎
99. 左归丸
100. 左归饮

十四、心血管病科常用方剂目录

1. 白虎加人参汤
2. 养心汤
3. 葶苈大枣泻肺汤
4. 半夏白术天麻汤
5. 半夏厚朴汤
6. 半夏泻心汤
7. 贝母瓜蒌散
8. 补阳还五汤
9. 补中益气汤
10. 柴胡疏肝散
11. 川芎茶调散
12. 大补阴丸
13. 大柴胡汤
14. 大承气汤

15. 当归补血汤
16. 当归芍药散
17. 当归四逆汤
18. 导赤散
19. 地黄饮子
20. 定喘汤
21. 二陈汤
22. 防风通圣散
23. 防己黄芪汤
24. 甘草干姜汤
25. 葛根芩连汤
26. 归脾汤
27. 桂枝甘草龙骨牡蛎汤
28. 桂枝汤

十五、血液病科常用方剂目录

53. 桑菊饮
54. 桑杏汤
55. 肾气丸
56. 香砂六君子汤
57. 生脉散
58. 失笑散
59. 十全大补汤
60. 实脾散
61. 四君子汤
62. 四磨汤
63. 四逆散
64. 四逆汤
65. 四神丸
66. 四物汤
67. 酸枣仁汤
68. 桃红四物汤
69. 天麻钩藤饮
70. 温胆汤
71. 吴茱萸汤
72. 五苓散
73. 五仁丸
74. 五味消毒饮
75. 犀角地黄汤
76. 香薷散

77. 逍遥散
78. 小柴胡汤
79. 小蓟饮子
80. 小建中汤
81. 小青龙汤
82. 小陷胸汤
83. 泻白散
84. 旋覆代赭汤
85. 血府逐瘀汤
86. 一贯煎
87. 茵陈蒿汤
88. 银翘散
89. 右归丸
90. 玉女煎
91. 玉屏风散
92. 增液承气汤
93. 增液汤
94. 真武汤
95. 止嗽散
96. 炙甘草汤
97. 朱砂安神丸
98. 竹叶石膏汤
99. 左归丸
100. 左金丸

十六、肾病科常用方剂目录

1. 八珍汤
2. 八正散
3. 白虎汤
4. 白头翁汤
5. 百合固金汤
6. 败毒散
7. 半夏白术天麻汤
8. 半夏厚朴汤

9. 半夏泻心汤
10. 保和丸
11. 萆薢分清饮
12. 补阳还五汤
13. 补中益气汤
14. 参苓白术散
15. 川芎茶调散
16. 大承气汤

85. 血府逐瘀汤
86. 一贯煎
87. 茵陈蒿汤
88. 银翘散
89. 右归丸
90. 玉女煎
91. 玉屏风散
92. 越鞠丸

93. 真武汤
94. 镇肝熄风汤
95. 止嗽散
96. 枳实导滞丸
97. 炙甘草汤
98. 猪苓汤
99. 竹叶石膏汤
100. 左归丸

十七、内分泌科常用方剂目录

1. 八正散
2. 白虎汤
3. 白头翁汤
4. 百合固金汤
5. 败毒散
6. 半夏白术天麻汤
7. 半夏厚朴汤
8. 半夏泻心汤
9. 保和丸
10. 贝母瓜蒌散
11. 萆薢分清饮
12. 补阳还五汤
13. 补中益气汤
14. 参苓白术散
15. 参苏饮
16. 柴胡疏肝散
17. 川芎茶调散
18. 大补阴丸
19. 大柴胡汤
20. 大承气汤
21. 大秦艽
22. 当归补血汤
23. 当归六黄汤
24. 当归四逆汤

25. 导赤散
26. 地黄饮子
27. 定喘汤
28. 独活寄生
29. 二陈汤
30. 防风通圣散
31. 防己黄芪汤
32. 葛根芩连汤
33. 固冲汤
34. 栝楼薤白白酒汤
35. 归脾汤
36. 桂枝汤
37. 厚朴温中汤
38. 黄连解毒汤
39. 黄芪桂枝五物汤
40. 藿香正气散
41. 金锁固精丸
42. 橘皮竹茹汤
43. 理中丸
44. 凉膈散
45. 苓桂术甘
46. 六味地黄丸
47. 龙胆泻肝汤
48. 麻黄汤

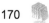

49. 麻杏石甘汤
50. 麻子仁丸
51. 麦门冬汤
52. 暖肝煎
53. 平胃散
54. 青蒿鳖甲汤
55. 清暑益气汤
56. 清胃散
57. 清营汤
58. 清燥救肺汤
59. 三仁汤
60. 桑菊饮
61. 桑螵蛸散
62. 桑杏汤
63. 肾气丸
64. 生脉散
65. 十枣汤
66. 实脾散
67. 四君子汤
68. 四磨汤
69. 四逆散
70. 四逆汤
71. 四物汤
72. 苏子降气汤
73. 酸枣仁汤
74. 桃核承气汤
75. 天麻钩藤饮
76. 痛泻要方
77. 温胆汤
78. 温脾汤
79. 乌梅丸
80. 吴茱萸汤
81. 五苓散

82. 犀角地黄汤
83. 仙方活命饮
84. 消风散
85. 逍遥散
86. 小柴胡汤
87. 小蓟饮子
88. 小建中汤
89. 小青龙汤
90. 小陷胸汤
91. 泻白散
92. 杏苏散
93. 旋覆代赭汤
94. 血府逐瘀汤
95. 养阴清肺汤
96. 一贯煎
97. 茵陈蒿汤
98. 银翘散
99. 右归丸
100. 玉女煎
101. 玉屏风散
102. 越鞠丸
103. 增液汤
104. 真武汤
105. 镇肝熄风汤
106. 止嗽散
107. 枳实导滞丸
108. 枳实消痞丸
109. 炙甘草汤
110. 猪苓汤
111. 竹叶石膏汤
112. 左归丸
113. 左金丸

十八、风湿病科常用方剂目录

十九、老年病科常用方剂目录

二十、神志病科常用方剂目录

二十一、肝病科常用方剂目录

二十二、外科常用方剂目录

77. 海藻玉壶汤
78. 桃红四物汤
79. 真武汤
80. 桂枝汤
81. 顾步汤
82. 清营汤
83. 清骨散
84. 黄连解毒汤
85. 黄芪桂枝五物汤
86. 萆薢渗湿汤
87. 麻黄汤
88. 麻黄附子细辛汤

89. 银花甘草汤
90. 麻子仁丸
91. 理中汤/丸
92. 普济消毒饮
93. 犀角地黄汤
94. 增液汤
95. 薏苡附子败酱散
96. 藿香正气散
97. 痛泻要方
98. 酸枣仁汤
99. 牡蛎散

二十三、感染性疾病科常用方剂目录

1. 麻黄汤
2. 桂枝汤
3. 白虎汤
4. 银翘散
5. 桑菊饮
6. 麻杏石甘汤
7. 荆防败毒散
8. 小柴胡汤
9. 止嗽散
10. 防风通圣散
11. 柴胡疏肝散
12. 逍遥散
13. 大承气汤
14. 丹栀逍遥散
15. 导赤散
16. 大柴胡汤
17. 清营汤
18. 犀角地黄汤
19. 黄连解毒汤
20. 二陈汤

21. 二妙丸/散
22. 八正散
23. 平胃散
24. 龙胆泻肝汤
25. 桂枝麻黄各半汤
26. 甘露消毒丹
27. 活血散瘀汤
28. 化斑汤
29. 化斑解毒汤
30. 茵陈蒿汤
31. 麻黄连翘赤小豆汤
32. 茵陈五苓散
33. 蒿芩清胆汤
34. 金铃子散
35. 凉血四物汤
36. 六味地黄丸
37. 清瘟败毒饮
38. 麻黄附子细辛汤
39. 半夏泻心汤
40. 半夏厚朴汤

二十四、康复科常用方剂目录

二十五、重症医学科（急诊科）常用方剂目录